— 全国高等职业教育医学影像技术专业新形态规划教材 —

介入放射学

（供医学影像技术、放射治疗技术等专业使用）

主　编　姜金龙　韩晓磊

中国协和医科大学出版社

北　京

内容提要

本教材是“全国高等职业教育医学影像技术专业新形态规划教材”之一，系根据本套教材的编写指导思想和原则要求，结合专业培养目标和本课程要求的教学目标编写而成，内容涵盖了介入放射相关设备、器材、机房设计，以及介入手术应用的药物和介入放射常用的技术等。此外，本教材还增加了丰富的数字资源，包括教学视频、微课、课件、思维导图、岗位对标考试等知识点总结、能力测试等，丰富了教材内容，增强了线上和线下教学的联动性，以提升学生学习的主动性和积极性。

本教材主要供医学影像技术、放射治疗技术等专业使用，还可作为一线医务工作者的参考书。

图书在版编目（CIP）数据

介入放射学 / 姜金龙，韩晓磊主编. -- 北京 : 中国协和医科大学出版社，2025. 7. --（全国高等职业教育医学影像技术专业新形态规划教材）. -- ISBN 978-7-5679-2612-7

Ⅰ. R81

中国国家版本馆 CIP 数据核字第 2025XU4685 号

主　　编　姜金龙　韩晓磊
策划编辑　刘　婷
责任编辑　魏亚萌　赵艺萌
封面设计　邱晓俐
责任校对　张　麓
责任印制　黄艳霞
出版发行　**中国协和医科大学出版社**
（北京市东城区东单三条 9 号　邮编 100730　电话 010-65260431）
网　　址　www. pumcp. com
印　　刷　北京中科印刷有限公司
开　　本　889mm×1194mm　1/16
印　　张　11. 5
字　　数　300 千字
版　　次　2025 年 7 月第 1 版
印　　次　2025 年 7 月第 1 次印刷
定　　价　44. 00 元

全国高等职业教育医学影像技术专业新形态规划教材建设指导委员会

编者名单

主　　编　姜金龙　韩晓磊

副 主 编　宋　剑　王夕欣

编　　者　(按姓氏笔画排序)

于学寿（山东省莱阳卫生学校）

于海燕（烟台卫生健康职业学院）

王夕欣（齐鲁医药学院）

孙小英（山东省潍坊市妇幼保健院）

李乃选（滨州医学院烟台附属医院）

宋　剑（山东医学高等专科学校）

姜金龙（烟台卫生健康职业学院）

彭　磊（烟台业达医院）

韩晓磊（陕西能源职业技术学院）

数字教材编者名单

主　　编　姜金龙　韩晓磊

编　　者　(按姓氏笔画排序)

于海燕（烟台卫生健康职业学院）

孙小英（潍坊市妇幼保健院）

李乃选（滨州医学院烟台附属医院）

姜金龙（烟台卫生健康职业学院）

韩晓磊（陕西能源职业技术学院）

出版说明

随着医学影像技术在现代医疗中的核心地位日益凸显，行业对高素质应用型人才的需求持续攀升。当前，我国医学影像技术领域呈现“设备智能化加速升级”与“复合型人才结构性短缺”并存的现状，人工智能、多模态影像融合、精准医疗等技术的广泛应用，使得传统教材已难以匹配快速迭代的行业需求。高等职业教育作为技术技能型人才培养的主阵地，其新型教材体系的建设，不仅是实现职业教育类型化发展的关键举措，更是推动医学影像技术国产化进程、助力“健康中国 2030”目标达成的重要基石。

本套教材以实践科学发展观为指导思想，以服务教学、指导教学、规范教学、适应我国医学教育改革为宗旨，立足高等职业教育教学实际，以胜任能力培养为目标，使课程设置与理论实践紧密衔接，突出教材内容的实用性、先进性、科学性和通用性。本套教材为新形态教材，具体体现为：体现教育改革精神与职业教育特色；注重产教融合，突出实践教学；以实际操作技能为导向，融入新技术、新方法；融合思政，强化价值引领；以学生为中心，丰富模块设计；纸质教材与数字教材融合；教材编写在贯彻职业教育理念的同时，亦充分体现现代化的教育思想和方法，以全面提升学生的创新精神、人文素养、胜任能力等综合素质，培养适应医疗卫生体制改革的复合型和应用型人才。

同时，本套教材的编写遵循教材编写的基本规律，秉持“三基、五性、三特定”的原则，注重基础理论、基本知识和基本技能的培养，内容深度和广度适应全国高等职业教育的需求。教材编写以医学影像技术专业的培养目标为导向，着重培养学生的职业技能，满足职业岗位需求、学生学习需求和社会需求。教材内容涵盖了医学影像技术领域工作岗位所需的知识、技能和素质，帮助学生全面理解工作岗位，培养学生科学的临床思维和学习方法，以满足社会对学生知识和技能的要求，强调培养学生的创新能力、信息获取技能和终身学习能力，确保教材的启发性。在编写过程中，我们充分考虑到高等职业教育的多样性，确保教材既能适应不同院校的需求，又能满足学生毕业时的知识和技能要求。

本套教材涵盖医学影像解剖学、医学影像诊断学、X 线摄影检查技术等 12 门课程，定位清晰、特色鲜明，具有以下特点。

一、构建高质量、互动性强的创新形态教材体系

本系列教材为创新形态教材，教材所有内容，均实现数字化呈现；同时，为纸质教材提供配套教学视频、微课、思维导图、教学课件、在线练习等丰富教学资源，学生可直接获取与教材内容相关联的课程资源；支持多媒体资源嵌入与实时更新；配套的数字教材平台，支持在线教学、资源共享、数据分析等功能，实现教学全流程数字化管理，满足多样化教学需求。这种创新的学习方式，不仅提高了教学效果，也丰富了学习体验，使学习更加便捷，提升了学生的学习积极性和主动性。

二、强化价值引领，助推专业教育与思政教育相融合

本套教材以专业知识为载体，以思政教育为引领，深度挖掘专业课程蕴含的思政资源，巧妙融入教材内容，全方位助推专业教育与思政教育深度交融，培育德技兼修人才。在教材编写中，我们注重以影像案例为切入点，将社会主义核心价值观、医者仁心的职业精神、中华优秀传统文化等思政元素自然融入专业知识点。引导学生树立正确的职业价值观，具备社会责任感，在实践教学环节强化人文关怀培养，使学生在掌握专业技能的同时，自觉践行“健康所系，性命相托”的医者担当。

三、体现教育改革精神与职业教育特色

本套教材深入贯彻国家职业教育改革精神，坚持以人为本、能力为重，强调实践操作和技能培训，注重培养学生的职业素养和实际工作能力。内容贴近职业实践，力求使学生能够顺利进入职业领域，成为胜任基层医疗机构或医学影像相关岗位的高级技术型专业人才。编写过程中，我们注重教材内容与实际工作岗位匹配，确保教材内容符合基层实际工作的需求。

四、注重产教融合，突出实践教学

高等职业教育强调产教深度融合，创新培养模式，这是职业教育的重要发展方向。本套教材的建设始终把提高人才培养质量放在首位，密切联系实际，突出实践教学，将专业内容设置与行业需求对接；推动教学与行业技术发展同步，使课程内容与职业标准对接；完善职业教育教学过程机制，使教学过程与实际工作过程对接。

五、贴合考试，对接行业需求

本教材严格遵循《国家职业教育改革实施方案》及职业教育规划教材建设要求，以医学影像技师职业标准为核心，将岗位技能、职业技能竞赛、职业资格考试内容有机融入教材，实现“岗课赛证”融通，助力学生无缝对接行业需求。

六、以学生为中心，丰富模块设计

考虑到职业教育学生的年龄和学习特点，本套教材的模块设置丰富多样，包括案例导入、思维导图、考试知识点总结、习题等模块。这种结构不仅有助于学生理解和记忆知识点，还能提高学生的学习兴趣和学习效果。每个模块设计精细，既有理论讲解，又有实践应用，旨在全面提升学生的综合素质。

希望本套教材的出版，能够推动高质量医学影像技术专业人才的培养，促进我国医学影像技术专业领域的教材建设与教育发展，为促进我国医学影像事业的发展和保障人民健康作出积极贡献。

前言

本教材根据全国高等职业教育医学影像技术专业培养目标、主要就业方向及职业能力要求，按照本套教材编写指导思想，结合本课程教学大纲编写，由全国多所院校和医院从事教学和临床一线的教师、医师和技师悉心编写而成，体现了“三基五性”即“基本知识、基本理论、基本技能”和“思想性、科学性、先进性、启发性、适用性”的编写原则。

本课程教材系本专业的专业拓展课教材，学习本课程主要为医学影像技术专业学生毕业后在从事影像技术常见岗位工作的基础上拓展就业范围，能够为从事介入放射技师岗位工作奠定理论知识和技能基础。本教材主要包括介入放射学发展历史、介入放射学设备、器材和机房设计、介入手术应用的药物、介入放射常用的技术，包括经皮穿刺术、经导管动脉药物灌注术、经导管血管栓塞术、经皮经腔血管成形术、非血管管腔成形术、其他介入治疗技术等，以及介入放射工作中的辐射防护内容。

本教材的编写采用纸数融合的形式，配有教学课件、微课、视频、思维导图等数字资源，使教材与互联网融合，成为立体化新形态教材，便于学生网上学习和教师答疑。本教材中的学习目标包括素质目标、知识目标、能力目标三个维度，强调培养学生的综合素养。每章章首加入学习目标、案例导入、核心知识拆解，章末加入知识拓展内容，方便学生学习和开阔知识视野。

本教材强化了图文并茂的特点，选用了一些临床典型病例的介入治疗实例和介入器材图片，以及介入影像图片，便于学生理解和掌握各种介入技术的过程及效果。微课和视频使学生更直观地认识介入放射学的各种手术，体现了“理实一体化”学习模式及与工作岗位相结合的特点。特设“介入放射工作中的辐射防护”一章，内容结合了临床实际和技师的工作任务，以培养学生树立介入放射手术中射线防护的意识，提高学生防护操作的能力，使学生能协助医师做好介入放射手术全过程的射线防护工作。

本教材主要适用于全国高等职业院校医学影像技术、放射治疗技术等专业的师生，也可作为医学影像技术行业从业人员培训、自学的参考用书。

在本教材编写过程中，各位编者都付出了辛勤的努力，参考了以往多种介入放射学教材及文献内容，综合考虑了各方面专家的宝贵意见和建议，在此，向所有为本教材做出贡献者表示感谢。

由于编写时间和编者水平所限，疏漏之处在所难免，望广大读者提出宝贵意见和建议，便于我们在后续的工作中加以改进和提高。

编　者

2025 年 4 月

目 录

第一章　绪　论

教学课件

学习目标

微课：绪论

素质目标

（1）具有自尊、自信、自强的精神。

（2）具有对本课程的学习兴趣，树立学好本课程的信心。

知识目标

（1）掌握：介入放射学的概念及发展简史。

（2）熟悉：介入放射学的分类和范畴。

（3）了解：学习介入放射学的意义。

能力目标

（1）能说出介入放射学的概念及发展简史。

（2）能说出介入放射学的分类和范畴。

案例导入

【案例】

患者，男，75岁。最近感觉消瘦，右上腹疼痛，去医院就诊，确诊肝癌，并有门静脉和腹腔淋巴结转移。医师告知已经不能采用外科手术治疗，建议考虑采用介入放射治疗。患者及其家属没有听说过介入放射治疗，比较迷茫。

【问题】

1. 什么是介入放射治疗？
2. 介入放射治疗在国内外开展的历史有多久？
3. 介入放射学包括哪些范畴的诊疗？

·核心知识拆解·

第一节　介入放射学概述

介入放射学（interventional radiology）是在医学影像设备的引导下，以影像诊断学和临床诊断学为基础结合临床治疗学原理，利用导管、导丝等材料对各种疾病进行诊断及治疗的一系列技术，即在医学影像设备的引导下，如X线、超声、CT、磁共振的引导下，通过经皮穿刺途径或通过人体原有孔道将特制的导管和器械插在病变部位进行诊断性造影和治疗的学科。它也可以进行组织采集，细胞学、细菌学及生化检查。由于近年来介入放射学在医学领域飞速发展，许多过去需要外科手术才能治疗或外科手术都无法治疗的疾病通过微创介入放射手术就能治疗，介入放射治疗已经成为与内科治疗、外科治疗并列的第三大临床治疗手段，介入放射学也成为与内科学、外科学并列的第三大临床学科。

第二节　介入放射学的发展简史

一、国外介入放射学的发展简史

介入放射学的发展同其他学科一样，也是在探索、创新、完善中发展起来的。1928年桑托斯（Santos）等完成第一例经皮直接穿刺主动脉造影。1940年法里纳斯（Farinas）采用股动脉切开的方法将导管送入主动脉进行造影。这个时期医师们冒着极大的风险，进行了艰难的探索和尝试，为后来介入放射学的发展奠定了良好的基础，但是，这一时期的发展步伐比较缓慢，直到赛尔丁格（Seldinger）技术的出现，介入放射学的血管造影技术才真正得到了迅速的发展。

1953年，瑞典医师斯文·伊瓦尔·赛尔丁格（Sven-Ivar Seldinger）首创了用套管针、导丝和导管经皮股动脉穿刺插管进行血管造影的方法，称为Seldinger技术，该技术大大简化并提高了介入放射学操作的安全性，为当代介入放射学发展奠定了基础。20世纪50年代中期至20世纪60年代，Seldinger技术开始应用于许多领域。1964年美国放射学家多特（Dotter）开发了使用同轴导管系统的血管成形术，是介入放射学成形术的实践和理论的奠基石。在此基础上，球囊导管扩张术和金属支架置入术才得以出现。

20世纪七八十年代，随着生物技术材料学的发展，介入放射学相关器材得到了极大的改善和迅速的发展，促进了Seldinger技术的应用和发展，也大大促进了介入放射学的发展。早期的介入放射治疗是在影像增强器透视和快速换片机摄影的帮助下完成的，直到数字减影血管造影（digital subtraction angiography，DSA）技术的出现及快速普及，使全身各部位的血管造影图像更加清晰，介入放射技术才得以广泛开展。

1967 年，马古利斯（Margulis）在 *American Journal of roentgenology* 上最早提出了一门新的学科，介入放射诊断学这一阐释，但是介入放射学这一命名被学术界广泛认可是华莱士（Wallace）于 1976 年在 *Cancer* 上以“介入放射学”为题系统地阐述了介入放射学的概念，并于 1979 年于欧洲放射学会第一次介入放射学学术会议上做了专题介绍之后才逐步为国际学术界所认可。

二、中国介入放射学的发展简史

我国介入放射学起步较晚，但发展迅速。1973 年，上海第一医学院附属中山医院在国内首先报道应用经皮穿刺插管术行选择性冠状动脉造影的试验。1978 年，上海第一医学院附属华山医院赵伟鹏和陈星荣报道应用国产穿刺针、导管做肾动脉造影。1979 年，上海第一医学院附属中山医院林贵发表了肾动脉狭窄造影诊断和扩张治疗，以及选择性血管造影诊断原发性肝癌的论文，这是我国介入放射学最早发表于专业期刊的论文，标志着我国介入放射学事业的起步。1984 年，林贵开展了支气管动脉抗癌药物灌注治疗肺癌，1980—1985 年，上海第一医学院附属华山医院报道了肾动脉栓塞治疗肾癌，林贵开展了应用不同栓塞剂栓塞肝、肾动脉的试验研究，同济医科大学冯敢生等开展了应用中药白及作栓塞剂的试验研究，这些研究开创了介入放射学与祖国传统医学相结合的新途径。林贵、孙大、彭勃等报道肝动脉栓塞治疗肝癌，脾动脉栓塞治疗脾功能亢进等。1985 年，开展了食管球囊扩张，1986 年，开展了肾动脉扩张。当时条件艰苦，设备陈旧，但老一辈介入放射学家们的创业决心并没有因此而改变。为了发展科学和解除患者的病痛，他们在设备和器材落后的条件下，不惜牺牲自己的健康，为我国介入放射学的发展奠定了良好的基础，我国的介入放射学就是在这种条件下从萌芽状态成长起来的。20 世纪 80 年代早期，刘子江受卫生部委托，首次在贵阳医学院放射科举办了卫生部介入放射学学习班，此后连续举办了多期介入放射学学习班，培养了 100 余名学员，这些学员现已成为国内各大医院最早开展介入放射工作的骨干力量。

随着医学影像设备的发展、现代计算机技术的普及，以及各种介入放射学学术组织的成立与发展，我国的介入放射学事业已逐步从实践走向理论，并日趋成熟。1986 年，中华医学会放射学分会在山东省潍坊市召开了首届介入放射学学术会议，邀请日本介入放射学专家打田日出夫、山田龙作等做了关于肝细胞癌的专题讲座。此次会议以肝细胞癌的介入放射治疗为主要内容，对介入放射学在我国的蓬勃发展起到了里程碑的作用。1990 年，中华医学会放射学分会介入放射学组成立，是我国介入放射学发展史上重要的里程碑事件。1990 年，卫生部决定将开展介入放射学的放射科改为临床科室，从而根本改变了放射科在医院和医学界的地位。1992 年，由林贵倡议创办的《介入放射学杂志》在上海创刊，这是我国介入放射学发展史上的又一重大事件。20 世纪 90 年代兴起的三级医院评审，将介入放射学的开展与否作为三级甲等医院的重要评审要求，也对介入放射学的发展起到了极大的推动作用。1997 年，国家科学技术委员会、卫生部联合将介入放射学项目列为“九五”国家科技攻关项目，再一次从国家角度对介入放射学进行了肯定，为 21 世纪介入放射学在我国的蓬勃发展奠定了良好的基础。

第三节　介入放射学的分类和范畴

一、介入放射学的分类

为了理解各种方法的应用范围并进行综合应用，介入放射学可以按照技术和方法分类，也可以按照治疗领域分类。本节分别介绍以下两种分类方法。

（一）按照技术和方法分类

1. 经皮穿刺/引流术

（1）血管穿刺，如动脉、静脉的穿刺。

（2）囊肿、脓肿、血肿、积液的穿刺/引流治疗，如肝囊肿的穿刺治疗。

（3）实质性脏器肿瘤的穿刺治疗（消融术），如肝细胞癌的穿刺治疗。

（4）采取组织病理学标本，如经皮肝穿刺活检。

（5）阻断、破坏神经传导用于镇痛，如阻断腹腔神经丛治疗晚期胰腺癌相关腹痛。

2. 经导管动脉灌注/栓塞术

（1）各种原因出血的止血治疗，如消化道出血的止血治疗。

（2）实质性脏器肿瘤的治疗，如肝细胞癌的栓塞治疗。

（3）消除或减少器官功能，如部分性脾栓塞治疗脾功能亢进。

（4）非特异性炎症的治疗，如非特异性结肠炎的治疗。

3. 成形术（angioplasty）

（1）恢复管腔脏器的形态，如动脉狭窄支架成形术（图 1-3-1）。

（2）建立新的通道，如经颈静脉肝内门体分流术。

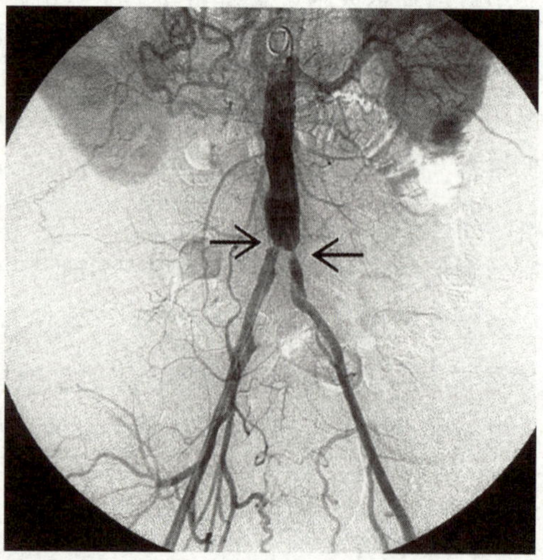

图 1-3-1　髂总动脉狭窄支架成形术

(3) 消除异常通道，如闭塞气管食管瘘。

4. 其他 未包含在以上三项内的内容，如医源性的血管内异物去除术。

(二) 按照治疗领域分类

1. 血管介入放射学 (vascular interventional radiology)

(1) 利用成形术及经导管动脉灌注/栓塞术治疗血管狭窄、血管畸形、动静脉瘘、血管破裂出血等血管本身的病变 (图 1-3-2)。

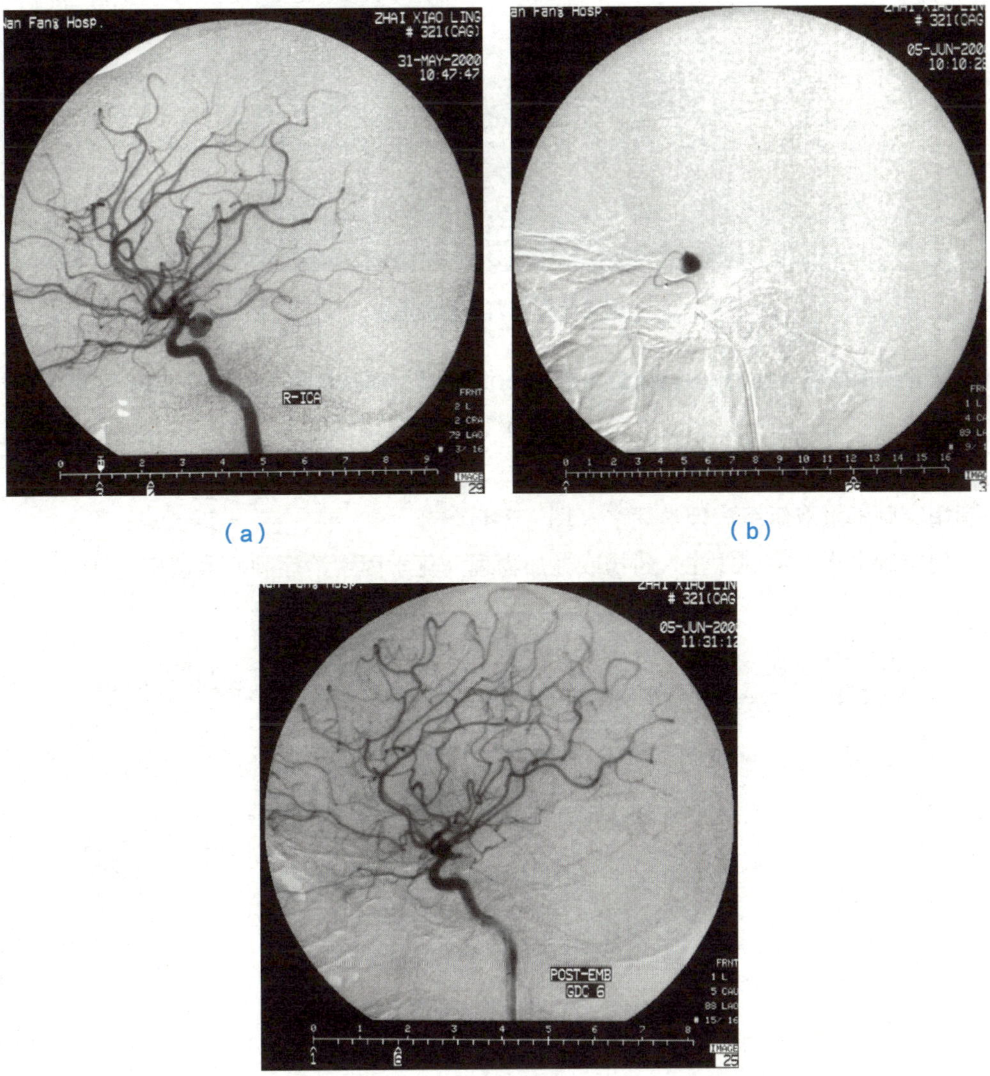

(a) (b) (c)

图 1-3-2 右侧后交通动脉瘤栓塞术

(a) 术前; (b) 术中; (c) 术后。

(2) 利用灌注/栓塞术对肿瘤性疾病进行治疗，如化疗药物混合碘化油加明胶海绵栓塞肝动脉治疗肝细胞癌。

(3) 利用动脉栓塞术消除病变器官功能，如部分性脾栓塞治疗脾功能亢进。

(4) 利用动脉灌注术治疗非特异性炎症，如非特异性结肠炎。

（5）血管造影及其与其他影像设备相配合的侵袭性影像诊断（图 1-3-3）。

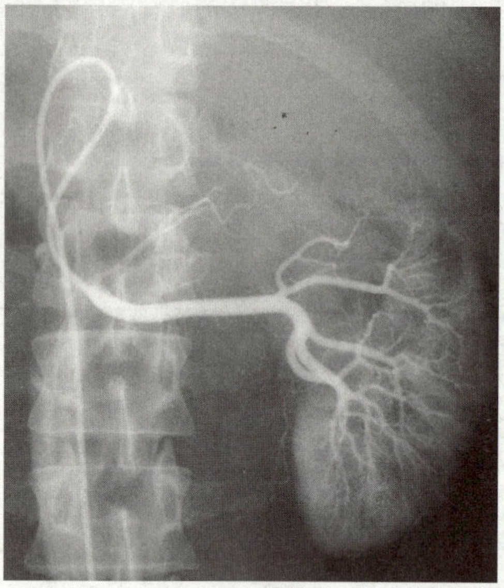

图 1-3-3　右肾动脉造影

2. 非血管介入放射学（non-vascular interventional radiology）

（1）利用成形术治疗各种原因造成的管腔狭窄，如食管狭窄。

（2）利用穿刺/引流术治疗囊肿、脓肿、血肿、积液、梗阻性黄疸、肾盂积水等。

（3）利用穿刺术采取组织病理学标本（图 1-3-4）。

（4）利用穿刺术通过穿刺针注入药物或施加物理、化学因素治疗肿瘤或镇痛。

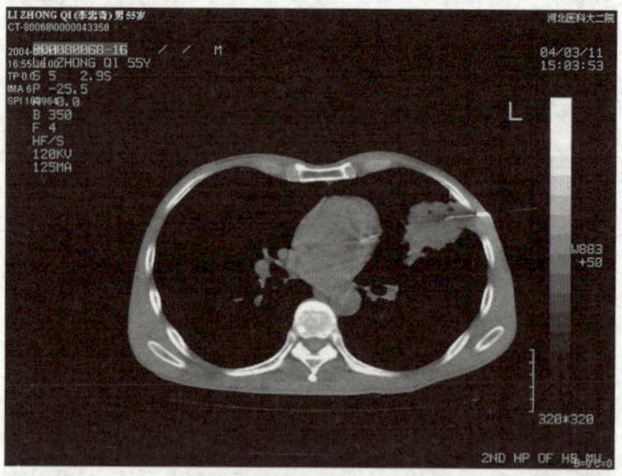

图 1-3-4　CT 引导下肺内占位穿刺活检

二、介入放射学的范畴

介入放射学的技术众多，涵盖了所有在医学影像设备引导下，利用各种介入放射器材，对疾病进行诊断和治疗的技术。其适应证广泛，几乎涉及了全身所有部位、系统和器官。对于一种疾病，可以单独应用一种介入放射技术治疗，也可以联合应用两种以上的介入技术治疗，如对于原发性肝癌，可以单独应用肝动脉抗肿瘤药物灌注治疗，也可以联合应用肝动脉栓塞治疗，甚至可以加用射频消融术治疗，会取得不错的效果。介入放射治疗技术众多，可以被归纳为“通、堵、灌、取、消”五个字，即再通、栓塞、灌注、夹取、消融五大类，这五大类能包含大多数的介入放射治疗技术。

第四节 介入放射学学习的意义与方法

介入放射学作为高等职业教育医学影像技术专业的拓展课程，与其他核心课程和拓展课程不同，既是影像诊断的一门学科，又是介入放射治疗的手段。对于医学影像技术专业的学生来说，通过学习介入放射学这门课程，可以系统学习医学影像技术专业的所有分支学科，对将来更好地从事医学影像技术岗位工作及拓展就业机会具有重要的意义。介入放射学的学习方法也不同于其他学科，学生既需要掌握影像诊断学基本功，又需要熟悉临床手术操作的基本知识，便于协助配合介入放射医师开展介入放射诊疗。

一、介入放射学学习的意义

20 世纪 70 年代，介入放射学作为融医学影像学和临床微创诊疗为一体的学科在欧美兴起，中国医学界迅速跟进，介入放射学在中国发展迅猛。相对于传统内、外科学，介入具有微创性、可重复性强、定位准确、疗效高、并发症少等特点，开拓了新的治疗途径，临床应用也越来越广泛。

介入放射技术包括血管内和非血管介入放射技术，涉及人体消化系统、呼吸系统、运动系统、神经系统、循环系统等多个系统疾病的诊断和治疗。随着介入放射学的不断发展，充分认识、学习介入放射学已成为对介入放射科医师的基本要求。作为介入放射科医师的助手，介入放射科技师同样需要熟悉介入放射学技术的原理、器械、临床应用等，以更好地配合医师进行诊疗操作。

医学影像技术专业课程包括核心课程和拓展课程，分别对应医院相应的工作岗位。核心课程主要包括 X 线摄影检查技术、CT 检查技术、MRI 检查技术等课程，分别对应医院常见的 DR 摄影、CT 扫描、MRI 扫描技师等岗位。拓展课程包括核医学检查技术、超声检查技术、介入放射学等课程。由于核医学检查技术的应用较少，医院较少设置核医学科，只在大型三甲医院才可能设置核医学科。超声检查技术应用普及很广，基层医院就普遍设置超声科。介入放射学作为医学影像技术专业的拓展课程，对应医院介入放射科技师工作岗位，以培养高素质技能型技术人才为目标。

因此，作为医学影像技术专业学生，学习介入放射学不仅可以拓宽知识面，熟悉临床各科疾病的诊疗规范，系统地完成专业课程的学习，更能扩大就业范围和发展空间，有助于选择适合自己的工作岗位。

二、介入放射学学习的方法

介入放射学是一门集影像诊断与治疗于一体的综合性学科。学习这门课程，要求专业学生不仅掌握扎实的理论知识，而且具有实践操作能力。在学习方法上，学生应做到以下几点。

（一）必须扎实学习人体解剖学知识

介入放射诊疗涉及人体消化系统、呼吸系统、运动系统、神经系统、循环系统等多个系统的疾病，必须熟练掌握各个系统器官的解剖位置、血液供应等，以便更好地选择介入放射通道。

（二）必须扎实学习医学影像诊断学知识

介入放射通道的建立、器材的进入位置及器官供血血管的走行，都需要借助一些医学影像设备显示，这都需要医学影像诊断学基本功的支持，所以，介入放射科医师和技师必须扎实学习医学影像诊断学知识。

（三）必须熟练掌握各种影像设备的操作技能

介入放射手术的完成，离不开介入放射影像设备的引导，影像设备的操作离不开介入放射科技师。介入放射科技师只有能够熟练掌握各种影像设备的操作，才能更好地配合、协助介入放射科医师顺利完成介入放射手术。

总之，学习介入放射学既要求学生扎实掌握人体解剖学、医学影像诊断学和介入放射技术的理论知识，又要求学生具有较强的实践操作能力。在学习过程中，学生应积极学习各种影像设备的操作方法，熟悉各种介入放射器材，观摩各种介入放射手术过程或手术视频，做到“理实一体化”学习，才能学好这门课程。

▶知识拓展

介入放射治疗

一、基本概念

介入放射治疗是以影像诊断学为基础，在数字减影血管造影机等影像设备的引导和监视下，利用穿刺针、导管及其他介入放射器材，通过人体自然孔道或微小的创口将器材导入人体病变部位进行微创治疗的一系列技术。

外科治疗是靠手术切除病灶，内科治疗则靠药物治疗。而介入放射治疗，既不用手术把人体剖开，也不是单靠药物治疗，而是介于二者之间的新兴治疗方法。

二、特点

1. 精准　直击靶病灶，安全可靠。
2. 高效　手术成功率高，手术时间短，手术风险低。
3. 微创　创伤小，恢复快，毒副作用低，并发症少。
4. 实用　临床实用病种多，应用科室广。

考试知识点总结

本章小结

协和云课堂······ 拓展练习及参考答案

（姜金龙 于学寿）

教学课件

第二章　介入放射学常用设备及介入放射机房的设计

学习目标

素质目标

（1）具有爱护医学影像设备的素养、严谨细致的工作作风。

（2）具有正确的社会主义核心价值观。

（3）具有仁爱之心、奉献精神，关爱患者。

知识目标

（1）掌握：数字减影血管造影（DSA）机的基本工作原理；介入放射治疗设备的原理及临床应用。

（2）熟悉：常见的介入放射常用影像导向设备操作及各自应用特点、限度。

（3）了解：介入放射机房的设计要求。

能力目标

（1）能够操作介入放射学常用影像导向设备和对其简单故障进行维护。

（2）能够设计介入放射机房。

案例导入

【案例】

患者，女，67 岁。既往体健，咳嗽、咯血 1 月余来院就诊，经 CT 扫描后发现患者左上肺中央型肺癌合并纵隔淋巴结转移。

【问题】

1. 该患者可以进行哪些治疗？介入放射治疗有何优势？
2. 如果选择介入放射治疗，需要用哪种影像导向设备？

· 核心知识拆解 ·

在医学影像设备的引导下进行的介入放射手术，利用影像设备作为医师的“视觉延伸”，使医师能够以无创或微创的方式观察到人体内部及血管结构，确保介入放射手术的精确定位。介入放射手术是一种在影像设备引导下实施的微创手术，对于某些疾病的介入放射治疗，需要特定的治疗设备与之配合。这些设备能够借助影像设备的引导，通过经皮穿刺等途径实现精准操作。除了导向设备和治疗设备，介入诊疗过程中还常常需要其他辅助设备，以协助医师获取高质量的血管造影图像或进行精准的病灶穿刺。

本章将全面阐述介入放射工作中经常使用的各类导向设备、治疗设备，以及其他相关辅助设备，在实际操作中所展现出的重要应用价值和显著作用。本章还将深入探讨和剖析介入放射机房在设计和构建过程中所必须遵循的一系列具体要求和标准，以确保其能够高效、安全地支持介入放射手术各项操作的顺利进行。

微课：介入放射学常用设备

第一节　介入放射学常用影像导向设备

在介入放射学领域，广泛采用多种影像引导技术以实现精准的诊断与治疗。主要的影像引导设备包括X线透视机、数字减影血管造影（DSA）、超声（USG）、计算机断层扫描（CT）及磁共振成像（MRI）。这些设备的普及显著提升了介入放射学在诊断与治疗方面的效能。

一、X线透视机

X线透视是临床上最早应用的影像检查技术，也是早期开展介入诊疗工作的主要影像手段。X线透视设备主要是通过发射X线并捕捉穿过人体的射线，生成实时的图像，帮助医师观察体内结构的动态变化。X线透视机在临床应用广泛，是最经济的介入放射学影像导向设备，具有操作简便、可以实时、动态显像的优点（图2-1-1）。但是X线透视辐射剂量大，成像层次重叠、图像清晰度低，现在已经被数字成像及数字减影血管造影设备取代。

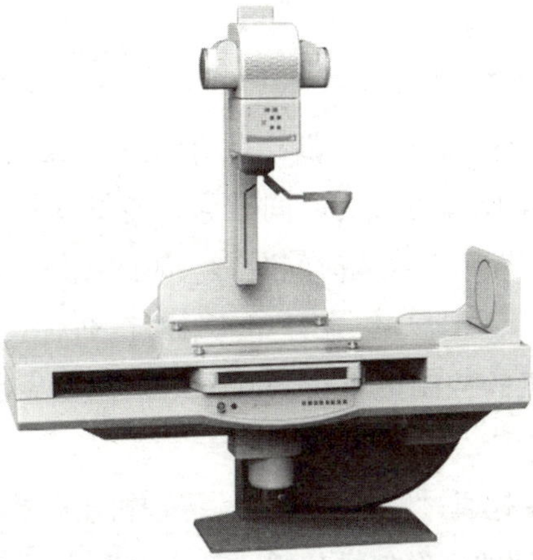

图2-1-1　X线透视机

二、数字减影血管造影机

数字减影血管造影（digital subtraction angiography，DSA）机，简称 DSA 机。DSA 机是一种更为先进的设备，是在间接 X 线透视基础上发展起来的，集影像增强、计算机图像成像等多种技术于一体的检查设备。它通过数字化处理把骨骼肌肉等组织的影像减掉，只保留注入对比剂的血管影像，提高了心脏、血管图像的清晰度，突出显示血管结构，从而为医师提供清晰的血管造影图像。并且减少了对比剂的用量，降低了患者发生不良反应和并发症的概率。目前影像增强器基本被动态平板探测器（flat pannel detector，FPD）取代，实现了动态、高速、稳定输出。DSA 图像清晰，空间分辨率高，是判断血管性病变的金标准，也是目前血管疾病介入放射学首选的影像监视方法（图 2-1-2）。

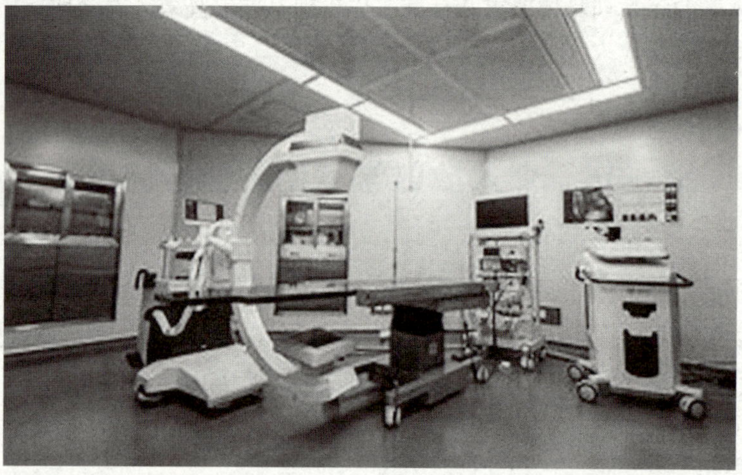

图 2-1-2　数字减影血管造影设备

（一）DSA 设备的组成

DSA 设备主要由 X 线发生系统、数字成像系统、机械系统、计算机控制系统、图像处理系统及辅助系统（高压注射器、激光相机等）组成。

（二）DSA 设备成像原理

1. 减影原理　DSA 设备的基本工作流程：X 线管产生 X 线，穿过被检者后，受到组织不同的衰减，形成 X 线对比度，透过的 X 线被影像增强器接收并转换为亮度增强数千至数万倍的输出图像，经 A/D 转换成数字图像。减影根据原理可分为时间减影、能量减影，用于减影的图像是在不同的时间得到的或用不同的能量得到的，常用方式为时间减影。时间减影即在注射对比剂前采集一幅或若干幅图像作为掩模图像，存在第一个存储器中，在开始注射对比剂后，按一定的要求采集多幅图像，存在第二个存储器中，然后在减影机的控制下进行相减，结果存在显示存储器中，在显示器上显示出图像。

2. 图像采集　DSA 的图像采集是通过影像增强器、摄像机组合或平板探测器进行的。一般摄像机以水平 525 线的电子束按每秒 30 帧的频率扫描其靶面，所以形成一幅电视图像需要大约 33ms。形成的视频信号由 A/D 转换量化成 10bit 位深的数字数据。动态平板探测器的数据读取方式与影像增强器不同，它不需要摄像机，可直接读出数字信号。数字数据按其位置存入存储器中，并保存在硬盘中，以备后续的各种处理。

三、超声机

超声（ultrasound，US）是一种临床上常用的影像检查技术。超声设备则利用高频声波的反射原理，生成体内组织和器官的实时图像，在软组织成像方面具有独特的优势。超声具有实时、动态显像，多角度、多平面成像，无辐射损伤，操作简便和费用低的优点。在胸腔积液、腹水的穿刺引流，乳腺、甲状腺、肝等实质性器官的病灶穿刺活检，肝、肾肿瘤的消融治疗，以及血管穿刺的导向定位方面，超声设备是首选的影像导向设备。但是超声成像易受到骨骼、气体的干扰，不适合肺部、纵隔、头部及骨骼疾病的介入诊疗导向（图 2-1-3）。

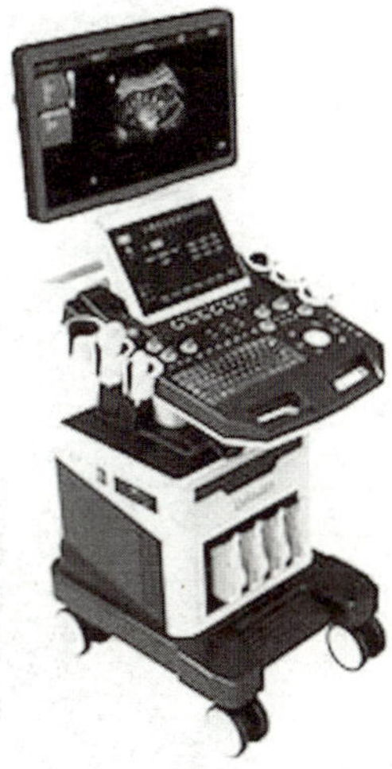

图 2-1-3　超声机

四、 CT 机

CT 主要通过 X 线管围绕人体旋转，获取多角度的图像数据，再通过计算机重建生成详细的横断面影像，适用于多种疾病的诊断。CT 图像不存在空间重叠的问题，定位准确，且空间分辨力较高，因此 CT 在疾病诊断和治疗中广受欢迎。

CT 具有精确定位的优势。在介入诊疗过程中，CT 可用于病灶部位穿刺活检的引导，肿瘤或囊肿引流的引导，以及肿瘤病灶的消融诊疗、放射性粒子植入等的定位导向。在肺部疾病、颅内疾病及骨骼疾病的介入诊疗中，CT 是首选的影像导向设备（图 2-1-4）。但是因为 CT 不能实时、动态显像，在介入诊疗过程中往往需要进行多次扫描，所以需要注意辐射防护并控制 X 线辐射剂量。

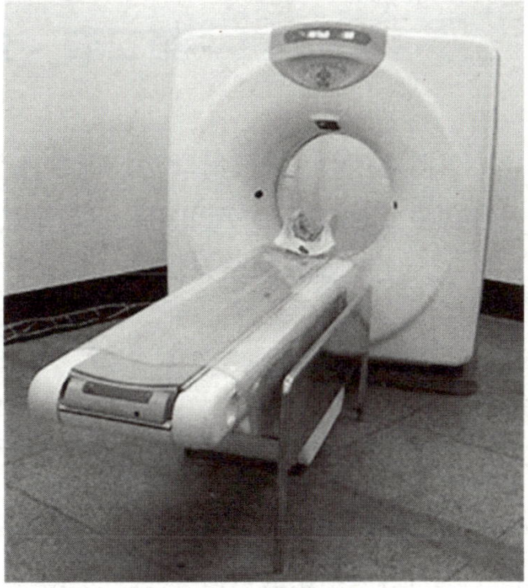

图 2-1-4　CT 机

五、磁共振成像设备

磁共振成像（magnetic resonance imaging，MRI）是一种医学影像技术，利用磁场和射频波对人体内部结构进行高分辨率成像。MRI 无辐射风险，具有较高的软组织对比度，因此广泛用于神经系统、运动系统、循环系统等领域的检查。通过运用强大的磁场和射频脉冲技术，MRI 能够生成体内组织的精细三维图像。该技术基于氢质子成像，无电离辐射，在神经系统和软组织成像领域的优势尤为突出（图 2-1-5）。

MRI 检查成本较高，需要特定的介入器材，且作为引导手段使用时扫描时间较长，因此其在临床介入诊疗中的使用相对较少。体内有不可兼容的金属植入物（如心脏起搏器、人工耳蜗、某些血管夹等）者禁用 MRI。

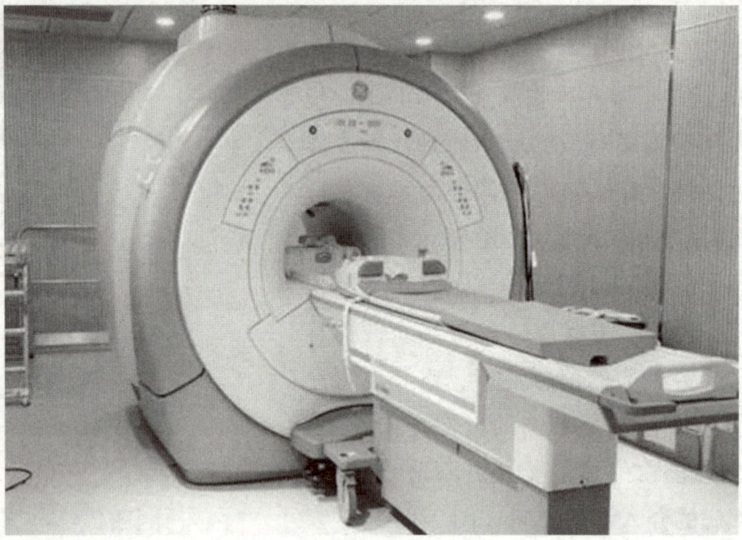

图 2-1-5 磁共振成像设备

第二节 介入放射学常用治疗设备

目前常用的介入放射学治疗设备种类较多，包括肿瘤治疗设备、血栓治疗设备、疼痛治疗设备等，现主要对肿瘤治疗设备中的消融治疗仪、高强度聚焦超声（high intensity focused ultrasound，HIFU）治疗系统、纳米刀治疗仪进行介绍。

一、消融治疗仪

消融治疗仪指用于肿瘤消融治疗的热能或者冷冻消融治疗仪，它是一种采用物理方式直接毁损肿瘤的局部治疗的设备。在治疗过程中设备与组织间产生能量的交换，导致靶区域组织温度的升高或降低，从而造成组织的毁损、细胞的死亡。

（一）射频消融治疗仪

射频消融（radiofrequency ablation，RFA）治疗仪一般由射频电极针（单针或多针）、连接线、射频发生器及内部冷却装置等组成。射频消融是一种物理消融方式，治疗原理是将射频电极针插入靶组织中，利用 450~480kHz 的高频电流促使活体组织中离子随电流变化的方向振动、相互摩擦产生热量，造成局部组织升温>60℃，从而导致组织凝固性坏死。RFA 多在 US 或 CT 导向下经皮穿刺实施，用于治疗肝、肺、乳腺和甲状腺等部位的肿瘤，是目前临床上应用最广泛的消融治疗技术（图 2-2-1）。

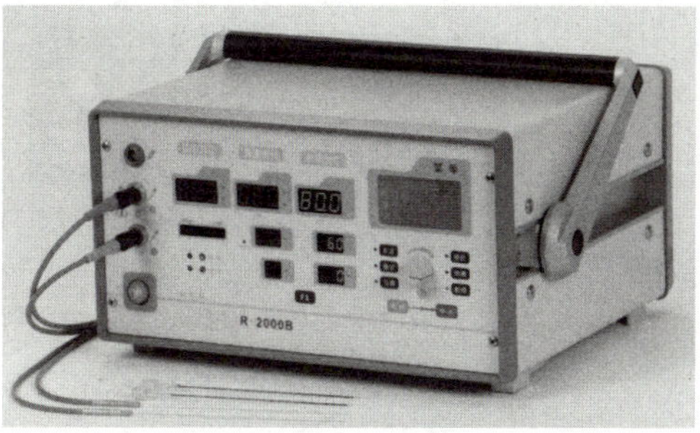

图 2-2-1 射频消融治疗仪

（二）微波消融治疗仪

微波消融（microwave ablation，MWA）治疗仪主要由微波功率发生器、微波天线、连接线及冷却装置构成。微波消融的治疗原理是通过微波形式，产生一种高频电磁波作用于组织，组织吸收大量微波能量并产生大量的热量而发生瞬间凝固性坏死。与 RFA 相比，MWA 升温速度更快，温度更高，可高达 130 ℃，消融范围更大，采用多针消融具有协同作用，互不干扰（图 2-2-2）。此外，MWA 对植入心脏起搏器的患者影响较小，但是治疗后的并发症相较于 RFA 较高。

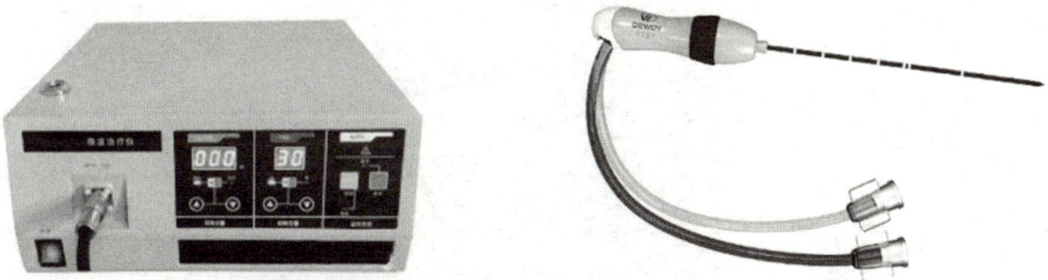

（a）　　（b）

图 2-2-2 微波消融治疗仪

（a）微波消融治疗仪主机；（b）微波消融治疗针。

（三）激光消融治疗仪

激光消融（laser ablation，LA）治疗仪由激光激励源、光纤连接器、光纤及套管穿刺针等部件组成。激光消融的治疗原理主要是通过电源来激发激励源内部的光子使其辐射并放大，通过光纤导出至人体靶组织，产生热效应和光学效应使组织坏死。激光消融治疗相对于 RFA 和 MWA，消融病灶的范围小而固定，适用于肝内邻近血管、胆管的肿瘤，以及门静脉癌栓的消融治疗（图 2-2-3）。激光消融治疗的副作用比其他的热消融治疗要小，原因一方面是激光消融治疗中用的穿刺针较细，对组织的损伤小；另一方面 LA 本身产生的热效应和有效杀伤范围小。

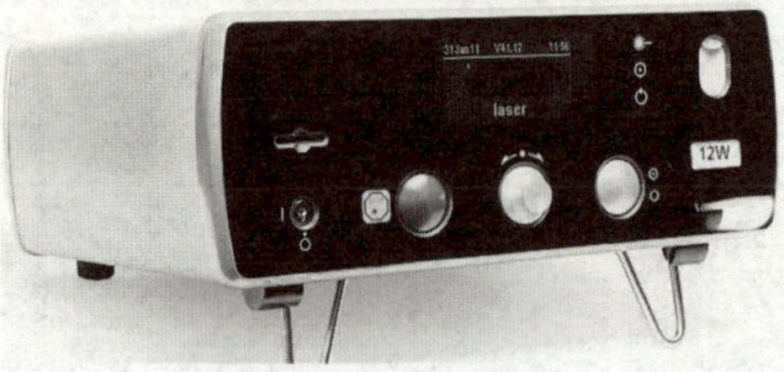

图 2-2-3　激光消融治疗仪

（四）冷冻消融治疗仪

冷冻消融（cryoablation）治疗仪由冷冻源、冷-冻转换系统、温度监测系统和冷冻探针组成。冷冻消融的治疗原理是通过将局部组织冷冻达到组织灭活坏死。冷冻消融对肿瘤的杀伤作用包括四个方面：①冷冻的直接杀伤作用。②升温破坏。③微循环破坏。④免疫调控。与射频消融和微波消融相比，冷冻消融范围可视，边界清晰，术中疼痛轻。常用于肺、肝、胰腺、妇科肿瘤及软组织肿瘤的消融治疗（图 2-2-4）。

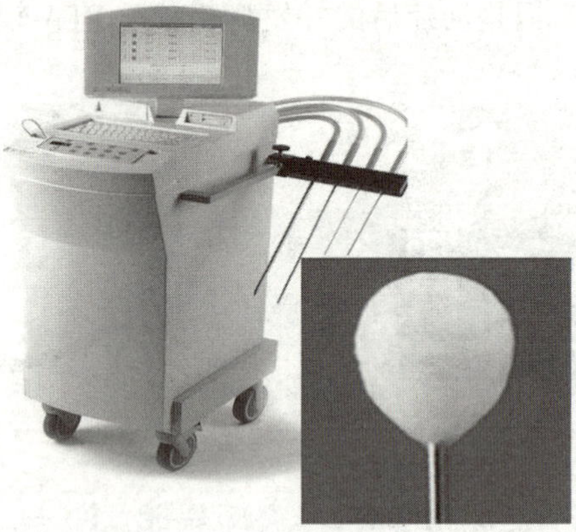

图 2-2-4　冷冻消融治疗仪

氩氦刀是一种医疗技术，全称是“氩氦刀冷冻消融技术”，是一种集航天制导技术、电子计算机技术和医疗技术于一体的先进肿瘤微创治疗系统。氩氦刀通过一根中空密闭的探针（即“刀头”），在超声机、CT 机等影像设备的引导下，直接插入肿瘤病灶。探针内可以通入氩气和氦气，氩气在刀尖急速膨胀产生制冷作用，将肿瘤组织冷冻至-170～-140℃，形成冰球，持续一段时间后，再通入氦气使冰球快速升温，达到热疗的效果。通过 2～3 次的冻融循环，让肿瘤细胞先冰冻结晶，再溶解破裂，从而摧毁肿瘤组织。

氩氦刀的治疗优势如下。①微创治疗：氩氦刀不需要手术开刀，只需局部麻醉，甚至无须麻醉，创伤小，恢复快。②实时监控：治疗过程中，降温加热的速度和时间，以及冰球的大小和形状都能进行精确的设置和控制，医师可以清楚地看到冰球覆盖的病灶范围，确保治疗效果。③适用范围广：氩氦刀适用于各期实体肿瘤的治疗，包括肝癌、肺癌、脑肿瘤、乳腺癌等。对于不能耐受或不愿意接受手术治疗的患者，以及对化疗或靶向药物治疗耐药的患者，氩氦刀都是一种有效的替代或补充治疗方法。④副作用小：氩氦刀治疗只对癌细胞起作用，不对正常细胞组织造成伤害，且冷冻本身就具有镇痛作用，可以减轻患者的疼痛感。

氩氦刀的治疗效果显著，可以快速缓解癌症疼痛，延长患者生命周期。对于小于 3cm 的肿瘤，可以做到完全消融；对于超过 5cm 的肿瘤，则可以做到使肿瘤逐步缩小吸收。同时，氩氦刀治疗还可以激活机体的抗肿瘤免疫系统，提高患者的免疫力。

虽然氩氦刀具有诸多优势，但并非所有肿瘤患者都适合使用此治疗方法。在选择治疗方法时，应根据患者的具体情况和医师的建议进行决策。同时，术后也应注意休息和恢复，避免过度劳累和感染等并发症的发生。

总的来说，氩氦刀作为一种先进的肿瘤微创治疗技术，具有创伤小、恢复快、适用范围广、副作用小等优势，为肿瘤患者提供了一种新的治疗选择。

二、高强度聚焦超声治疗系统

HIFU 是一种先进的非侵入性肿瘤治疗技术，该技术巧妙地利用了超声波所具备的优异聚焦性和强大穿透能力，通过精密的设备将体外发射的超声波精准聚焦于体内的靶区组织，使得该区域的温度在极短的时间内迅速升高，达到超过 70℃ 的高温。在这样的条件下，靶组织内的细胞因受到高温作用而发生不可逆的损伤，最终导致凝固性坏死。这一过程主要依赖于热效应和空化效应的双重作用机制。

HIFU 在临床应用中应用广泛，尤其适用于子宫肌瘤、子宫腺肌病及骨转移瘤所引发的剧烈疼痛等的治疗，为患者提供了安全、有效的治疗选择。

三、纳米刀治疗仪

纳米刀（nano knife），也称为不可逆电穿孔（irreversible electroporation，IRE），是一种极为前沿且创新的组织消融技术，它显著区别于传统的热能消融治疗方法，属于非热能消融治疗范畴。该技术设备主要由一个高效的功率输出源、便捷的键盘输入装置，以及高清的液晶显示器等关键部件构成，有精密且高效的治疗系统。其核心治疗原理是利用纳秒级别的高压电脉冲，精准作用于目标细胞，使细胞膜表面迅速产生纳米级别的微小孔隙。这些微孔的出现，严重破坏了细胞膜的完整性，进而引发细胞内部的代谢紊乱，最终导致细胞不可逆的坏死。

在 IRE 治疗过程中，一个显著的特点是治疗温度始终控制在 50℃ 以下，这不仅有效避免了高温对周围正常组织的损伤，还确保了治疗的精准性和安全性。此外，IRE 技术的消融边缘极为锐利，能够精确界定治疗区域，减少对周围组织的误伤。更为重要的是，整个治疗过程极为短暂，通常在 5 分钟内即可完成，大大提高了治疗效率，减轻了患者的痛苦。

在临床应用方面，IRE 技术展现出了广阔的应用前景，特别适用于那些邻近重要血管、胆管等复杂部位的肿瘤消融治疗。例如，对于肝门区肿瘤、胰腺肿瘤等难以通过传统方法治疗的病例，IRE 技术能够提供一种安全、有效的新选择。通过这种先进的消融技术，医师可以在保护重要组织器官的前提下，实现对肿瘤的精准灭活，从而显著提升患者的生活质量和预后效果（图 2-2-5）。

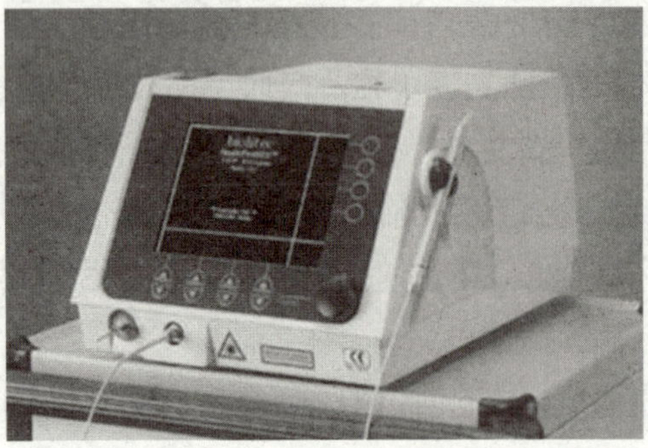

（a）

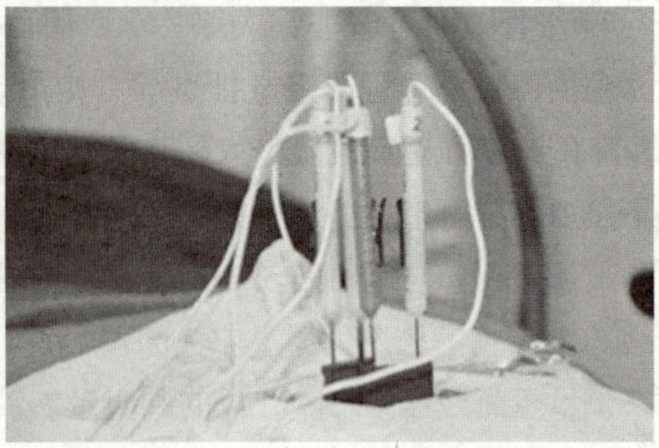

（b）

图 2-2-5　纳米刀治疗仪

（a）纳米刀治疗仪主机；（b）纳米刀治疗针。

第三节　其他辅助设备

在常规介入诊疗过程中，医疗机构必须配备一系列基础的影像导航设备和治疗设备，这些设备构成了介入放射手术的核心工具体系。依靠这些基础设备，医师们能够完成大多数常见的介入放射手术操作。然而，在某些特定情况下，为了获取更为清晰和高质量的血管造影图像，或者为了实施更为精确的病灶穿刺、消融针布局等复杂操作，仅仅依靠基础设备是不够的，还需要引入一些辅助设备，如高压注射器，它能够确保对比剂在血管中的均匀分布，从而提升图像质量；再如影像导航辅助定位系统，它能够提供更为精准的定位信息，帮助医师在操作过程中避免误差，确保手术的安全性和有效性。这些辅助设备的引入，提高了介入放射手术处理复杂病例的能力，从而提升了诊疗效果。

视频：高压注射器使用

一、高压注射器

高压注射器是介入血管造影手术中不可或缺的基本辅助设备，其核心作用在于在特定的时间范围内，通过经皮穿刺技术置入的导管，将充足且高浓度的对比剂以快速且精确的方式注射到目标检查部位，从而顺利进行血管造影操作。该设备由注射头、控制屏及手动开关等多个部件构成，操作者可以根据实际需求灵活调节对比剂的用量、注射速率和注射压力等关键参数，以确保获得清晰、高质量的造影血管图像，为临床诊断提供可靠的影像依据（图 2-3-1）。

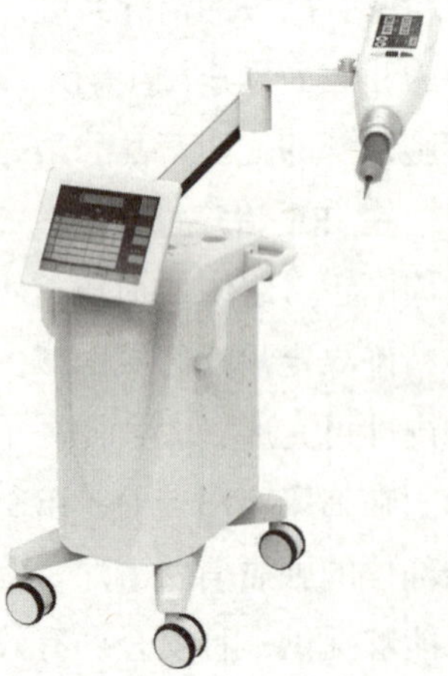

图 2-3-1　高压注射器

二、影像导航辅助定位系统

影像导般辅助定位系统广泛应用于深部脏器的穿刺活检和消融治疗等一系列复杂且精细的诊疗过程，该系统可有效辅助 CT、MRI 等高端影像导航设备，通过多种不同的先进定位技术，精确确定穿刺器械相对于肺、肝、肾等关键靶器官的具体位置，从而精准引导并实施高效的穿刺操作。影像导航辅助定位系统通常由高精度的空间定位系统、强大的计算机及相应的数据处理系统、功能丰富的图像处理软件这几个核心部分组成，它们协同工作，确保诊疗过程的精准性和安全性。

第四节　介入放射机房的设计

介入放射机房是实施介入性诊疗的重要场所，是医务人员在 X 线设备引导下进行有创操作的手术室，它兼具手术室和放射科的双重特点。因此，合理设计和科学布局是建设介入放射机房的基本要求，也是开展介入放射手术所必要的设施条件。《心血管病护理及技术培训基地标准》要求，介入放射机房区域划分合理规范，环境设置应符合国家标准，洁污区域分开，标识清晰，符合预防和控制医院感染要求。

一、介入放射机房的位置要求

介入放射机房通常被设置在医疗机构影像中心的介入科、放射科或者心内科等科室。然而，不论其具体归属于哪一个科室，介入放射机房的位置选择都应当遵循以下原则。介入放射机房应位于医疗机构的相对独立区域，远离人群密集的区域，如门诊大厅和候诊区。必须远离各种高污染源，以防止污染物对诊疗环境和设备造成不良影响。机房的位置还应尽可能邻近相关临床科室，最好能通过直接通道相连，这样不仅方便危重症患者在不同科室间快速转运，也方便手术推车在上下电梯时的顺畅使用，同时设置无障碍设施，如患者轮椅通道，便于患者进出。机房面积一般不少于 40m^2，具体取决于设备类型（如 DSA 设备）和操作需求。机房的设计和布局还需特别注意避免 X 线对周围环境和人员的辐射损害，采取必要的防护措施，以确保安全。

介入放射设备对环境温度和湿度有严格要求。通常建议温度保持在 20～25℃，湿度保持在 40%～60%。需确保空气流通，同时防止外界灰尘进入，达到洁净要求（如百级或千级洁净度）。

二、介入放射机房的布局要求

介入放射机房严格划分为三个功能区域，分别是限制区、半限制区和非限制区。①限制区：是核心区域，主要包含手术间和无菌物品间等重要场所，这些区域对环境洁净度要求极高，以确保手术操作的绝对无菌和安全。②半限制区：涵盖了控制间、手术室内走廊、计算机房、库房及办公室等多个功能性空间，这些区域虽然对洁净度要求不如限制区严格，但仍然需要保持一定的卫生标准，以保障医疗工作的顺利进行。③非限制区：则是相对开放的区域，包括家属谈话间、家属等候区及污物处理间等，这些区域主要用于患者家属的接待和医疗废弃物的处理，虽然对洁净度要求相对较低，但也需符合基本的卫生管理规范。

三、介入放射机房的用房面积及设施要求

1. 手术间 房间应宽敞，有足够的使用面积，既便于操作和患者进出，又可以降低 X 线散射线对人员的影响。室内面积一般为 60~80m^2，高度为 3.0~3.5m，手术间内存放必备的设备，如血管造影诊断床、手术器械车、急救车、壁式输氧装置、壁式吸引装置、除颤仪、心电及压力监护仪、吊式无影灯、吊式铅帘、高压注射器等。手术间对控制医院感染的要求也很高，需要配备动态空气消毒器，同时利用独立空调保证操作室、设备间的温湿度分别满足手术和设备的要求。

2. 控制间 与手术间一墙之隔，一般要求面积为 10~14m^2，观察窗为铅玻璃，设有 DSA 操作控制台、监护器、刻录机、录像设备等。

3. 外科洗手间 应设有感应开关，冷、热水两用的水龙头，洗手池深度应为 40~45mm，以防止水花外溅。洗手池应设在手术间附近，便于手术者洗手后直接进入无菌区域。

4. 污物处理间 设在非限制区，分别设有专用的清洗拖把、倾倒术后的血液体液及用于浸泡污染手术器械的水池或盛器，有暂存一次性医疗废弃物容器等。

5. 更衣间 设男女更衣间，面积一般为 10~15m^2，配置更衣柜、鞋柜，同时配备洗手间和淋浴间。

四、介入放射设备机房的放射防护要求

根据《放射诊断放射防护要求》，介入用 X 线设备机房的屏蔽防护铅当量厚度应不小于 2mm。实际工作中，一般采用 3mm 铅当量厚度，以保证工作人员和周围公众的放射安全。介入放射学、近台同室操作（非普通荧光屏透视）用 X 线设备应满足其相应设备类型的防护性能专用要求。在机房内应具备工作人员在不变换操作位置情况下能成功切换透视和摄影功能的控制键。X 线设备应配备能阻止使用焦皮距小于 20cm 的装置。介入操作中，设备控制台和机房内显示器上应能显示当前受检者的辐射剂量测定指示和多次曝光剂量记录。

机房门外应有电离辐射警告标志；机房门上方应有醒目的工作状态指示灯，灯箱上应设置如"射线有害、灯亮勿入"的可视警示语句；候诊区应设置放射防护注意事项告知栏。平开机房门应有自动闭门装置；推拉式机房门应设有曝光时关闭机房门的管理措施；工作状态指示灯能与机房门有效关联。电动推拉门应设置防夹装置。

▶知识拓展

我国介入放射学新里程碑——磁共振介入治疗

磁共振（magnetic resonance，MR）介入临床应用始于 20 世纪 80 年代，但受限于 MR 原理和相关技术发展，实践中面临诸如 MR 兼容性、成像实时性、图像质量等技术挑战，未能广泛开展。

MR 介入治疗历史最早始于缪勒（Mueller）等于 1986 年报道的 MR 导引下抽吸活检术，我国李成利医师率先于 2000 年 3 月开展第 1 例 MR 介入手术，此后日益发展。

2015 年 9 月磁共振介入专业委员会成立，2019 年 3 月首届“中国磁共振介入论坛”在安徽合肥成功举办，意味着我国介入医学开启了新的里程碑。

迄今开展的 MR 介入手术包括穿刺活检、抽吸引流、消融术（激光、微波、射频、氩氦刀和高能聚焦超声）、囊肿硬化、神经阻滞、近距离放疗、造口/引流术，血管内介入（血管成形术、主动脉瓣置换术、腔静脉滤器置入、血管支架植入等）、干细胞治疗（细胞输入与追踪）等。MR 导引技术还能与 X 线、超声、内镜等进行组合操作，完成复杂的复合介入手术。涉及系统包括实质脏器（肝、肾、胰、脑、脊髓、前列腺、子宫、乳腺、骨骼、肌肉和椎间盘等）、空腔脏器（胃、肠等）、血管和心脏。

MR 介入手术优点比较突出，主要如下。①无电离辐射，不对医师、患者产生放射性伤害。②可做 MR 透视（实时导引手术）。③穿刺针伪影对病灶显示无干扰。④可三维图像重建（这对治疗和了解病变毗邻重要结构特别有用）。⑤MR 图像参数具有温度依赖性并能无创检测体内变化，质子共振频率（proton resonance frequency，PRF）法是目前测温金标准。MR 图像特征能够显示消融中 T_1 和 T_2 信号变化，根据温度敏感可做术中热图监测（在一定温度范围内，温度变化与 T_1 之间呈线性关系，温度每升高 1℃，信号下降 0. 5% ~1. 1%）。⑥即刻监测、评价消融效果（T_2 信号减低可用作凝固坏死标志之一）。⑦可实时监测冰球形成及热消融时肿瘤信号变化，能提高肝癌射频消融完全消融率（MR 优于 CT，96. 3% *vs* 79. 3%）。⑧任意切面成像和多参数成像、多对比度成像、功能成像、软组织分辨率和对比度均优于 CT，能清楚显示病灶与正常组织关系，MR 引导可以最大程度避免神经和血管损伤。⑨超快速成像序列如梯度回波（gradient recalled echo，GRE）、快速小角度激发（fast low angle shot，FLASH）成像、回波平面成像（echo planar imaging，EPI）、单次激发快速自旋回波（single excitation fast spin echo，SSFSE）等，使 MR 图像达到近乎实时显示介入诊疗影像。⑩MRI 是无创性评价心血管结构和功能的金标准。

MR 介入手术的不足如下：①MR 导引骨病变穿刺活检不易判断溶骨与成骨。②患者体内不能有金属性植入物（非钛合金）。③不适宜幽闭恐惧症患者和过于肥胖的患者。④需配备一些兼容器材，价格相对昂贵。 ⑤核磁线圈过小，不利于消毒或操作等。

—• 考试知识点总结 •—

—• 本章小结 •—

—• 协和云课堂······ 拓展练习及参考答案 •—

（姜金龙　于学寿）

第三章　介入放射学常用器材和药物

教学课件

学习目标

素质目标

（1）具有仁爱之心，关爱患者、甘愿献身医学的奉献精神。

（2）具有爱护医学影像设备的素养、严谨细致的工作作风。

（3）具有正确的社会主义核心价值观。

知识目标

（1）掌握：介入放射学常用基本器材的种类、规格型号及临床应用。

（2）熟悉：介入放射学常用药物的种类、代表药物及临床应用。

（3）了解：介入放射学常用特殊器材的种类及临床应用。

能力目标

（1）能够使用介入放射学常用基本器材的能力。

（2）能够针对不同的疾病选择介入放射学常用药物。

案例导入

【案例】

患者，男，54 岁。突发右侧肢体无力，活动障碍，言语不清 3 小时，急诊入院 CT 检查为左侧大脑半球颞叶脑梗死。为明确诊断及时治疗，医师告知患者家属，欲行介入脑血管造影溶栓术。

【问题】

1. 该手术需要哪些介入放射学常用器材？

2. 该手术需要准备哪些药物？

·核心知识拆解·

介入放射学在多种常见疾病的诊断与治疗中发挥着重要作用。根据所治疗疾病的种类差异，所采用的介入放射治疗方法亦有所不同，临床实践中选择使用的器材亦有所区别，治疗所用药物的种类亦存在差异。本章节旨在介绍介入放射手术中常用的基础器材及常见的药物种类，以便为深入学习各类介入放射技术奠定坚实的基础，并培养出严谨和科学的工作态度。

微课：介入放射学常用的器材

第一节　介入放射学常用器材

介入放射学是在医学影像设备引导下，通过使用特殊的介入放射器材在人体内进行的微创性诊疗手术。与传统外科手术依赖于手术刀、剪子、镊子、血管钳等工具不同，介入放射手术需配备专门的器材。这些介入放射手术器材种类繁多，大致可分为基本器材与特殊器材两大类。基本器材是几乎每一种介入放射手术不可或缺的工具，包括穿刺针、导丝、导管、导管鞘等；特殊器材则是针对特定疾病而设计的治疗工具，如支架、球囊、下腔静脉滤器等。随着医疗器材工业的持续进步、新技术的不断涌现，以及新材料的发明，新的器材不断被研发并应用于临床实践。本节将介绍一些最常用的介入放射器材，而部分器材的详细说明将在后续章节中展开。

视频：血管穿刺术器材准备

一、基本器材

（一）穿刺针

介入放射学所强调的“微创性”主要体现在穿刺针的应用上。几乎所有介入放射手术，包括血管穿刺、组织活检、体腔及实质性脏器穿刺，均需借助穿刺针完成。穿刺针是一种经皮肤穿刺进入人体的医疗器材，其主要功能在于建立人体外与体内的通道。通过这一通道，可以获取病理组织样本、抽吸体液、注入药物，或进一步送入导丝，导入导管，以执行后续的医疗操作。

根据结构的不同，穿刺针分为裸针和套管针两种类型。裸针，亦称前壁穿刺针，无外套管覆盖，穿刺成功后可直接引入导丝或执行所需操作；套管针则由外套管和锐利的针芯组成，穿刺成功后移除针芯，通过外套管可送入导丝。根据用途的不同，穿刺针又可分为血管穿刺针、活检针、治疗针等不同种类。

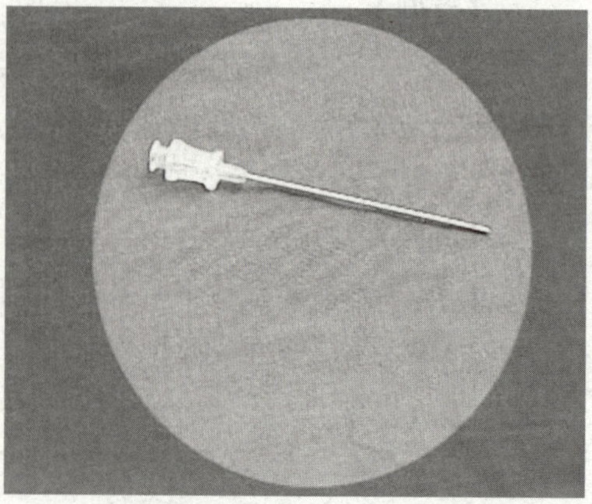
图 3-1-1　穿刺针

穿刺针的外径大小通常以 G（Gauge）为单位表示，数值越大，管径越小，穿刺针越细。成人通常使用 16～19G 的穿刺针，而儿童则多选用 18～19G 的穿刺针。内径为了适应导丝的通过，通常以英寸（inch，in）（1in = 2.54cm）为单位，而针身长度则以厘米（cm）为单位（图 3-1-1）。

（二）导丝

导丝作为引导导管前进的金属丝，在介入放射手术中扮演着建立通道的关键角色。该器材通常由不锈钢或钛合金材料制成，并覆盖有光滑的涂层。其前端设计得较为柔软，以防止在推进过程中对血管壁造成损伤或导致附着的血栓脱落。导丝的前端可以预先塑形成直头、弯头、J形等多种形态；而其主体部分则具有较高的硬度和良好的支撑力，有助于支撑和引导导管的前进。根据使用习惯，导丝被分为导引导丝和交换导丝两大类。导丝的规格多样，长度以厘米（cm）为单位，而直径则以英寸（in）为单位。导引导丝的长度一般为150cm、180cm，交换导丝长度有260cm、300cm及400cm等。常用的导丝外径有0.014in（0.36mm）、0.018in（0.46mm）、0.021in（0.53mm）、0.025in（0.64mm）、0.028in（0.71mm）、0.032in（0.81mm）、0.035in（0.89mm）、0.038in（0.97mm）8种，其中外径为0.035in的导丝最常用。外径为0.014in、0.018in的导丝又称微导丝，是配合微导管使用的，常用于心、脑血管等小直径血管的超选择插管操作（图3-1-2）。

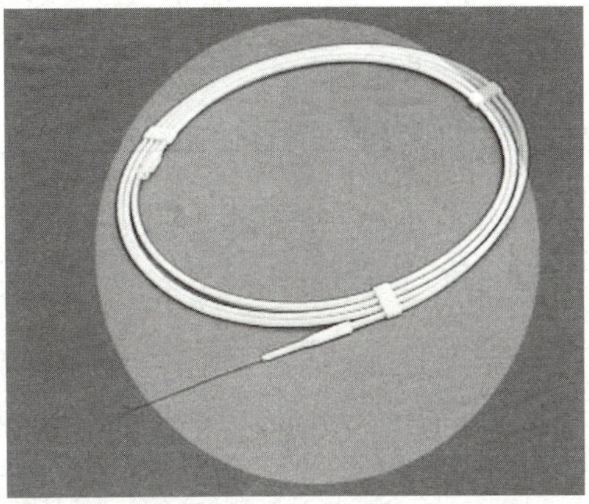

图3-1-2　导丝

（三）导管

导管是一种医疗器材，它通过导丝的引导进入人体的血管或器官内部，具备输送药物、对比剂、栓塞材料等功能，也能用于引流体液和扩张管道。导管材质是决定其性能的关键因素之一。目前，临床常用的导管材质主要包括聚乙烯、聚氯乙烯和聚四氟乙烯等。根据其用途的不同，导管可以分为灌注导管、造影导管、引流导管和扩张导管等类型，分别适用于药物灌注、造影检查、引流体液和扩张狭窄的管腔（图3-1-3）。依据导管直径的不同，导管又可分为微导管和同轴导管。通常，导管的外径以F（F为Franch的缩写，1F=0.335mm）为单位表示，常见的外径规格为5F或6F；内径则根据通过的导丝直径来确定，通常用英寸（in）表示；导管的长度则以厘米（cm）为单位，常见的长度范围为70~100cm（表3-1-1）。

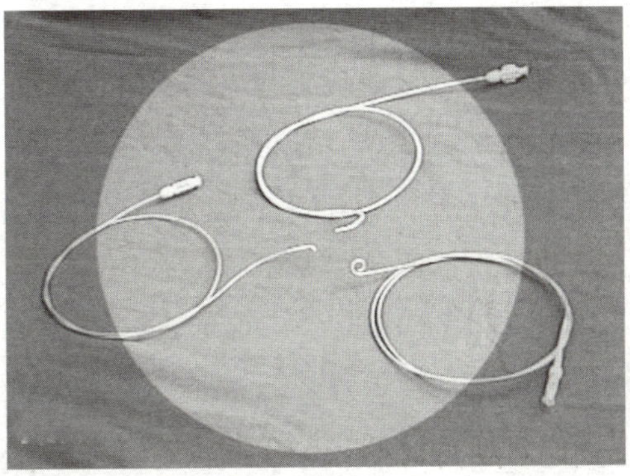

（a）

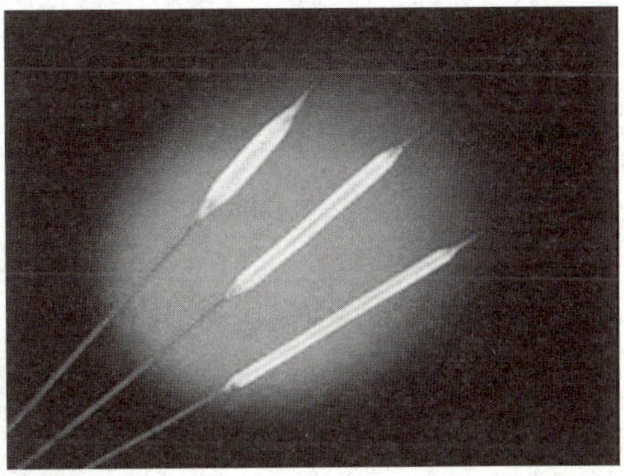

（b）

图3-1-3　导管

（a）造影导管；（b）扩张导管。

表 3-1-1　长度对比表

单位	厘米（cm）	英寸（in）	F（Franch）
1 厘米（cm）	1.000	0.039	30.00
1 英寸（in）	2.540	1.000	7.62
1F（Franch）	0.033	0.013	1.00

（四）导管鞘

导管鞘，亦称血管鞘，是为防止导管在组织或血管中反复穿插导致局部损伤而设计的医疗器材，特别是在进行血管操作时，可以避免对血管壁造成损害。该器材由外套管与内芯两部分构成。外套管末端设有硅胶材质的防反流阀，以防止血液溢出，并允许反复使用不同导管。内芯为空心，质地较硬，前端呈锥形，旨在支撑周围软组织，便于导管鞘沿导丝顺利进入体内，同时减少对周围组织的损伤。导管鞘外套管的外径以 F 为单位表示，内径与所用导管的外径相适应，亦以 F 为单位表示；内芯的外径与外套管的内径相适应，同样以 F 为单位表示，而其内径则与通过的导丝相适应，以英寸（in）为单位表示（图 3-1-4）。

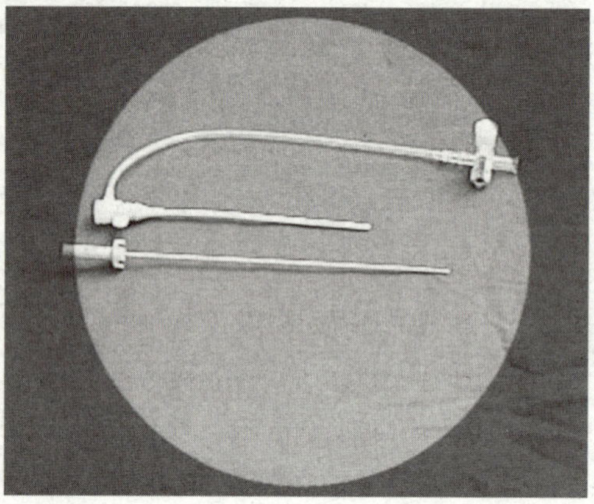

图 3-1-4　导管鞘

二、特殊器材

介入放射学使用的器材种类繁多，上述四种是最基本的、应用最广泛的器材。根据介入放射学对于不同疾病的治疗要求，临床上还常用很多特殊介入器材，如支架、下腔静脉滤器、取异物网篮、治疗血栓的旋切导管、椎间盘髓核夹取钳等，这些器材在后续的相应章节中详细叙述（图 3-1-5）。

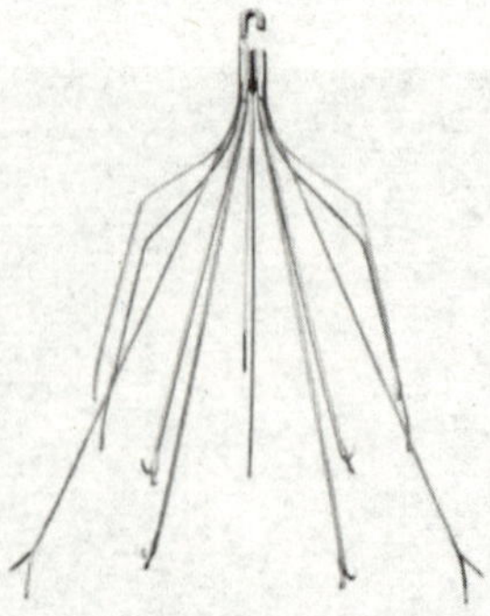

（a）

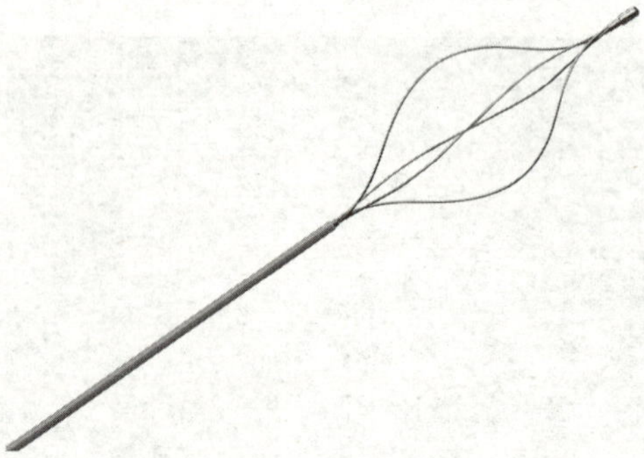

（b）

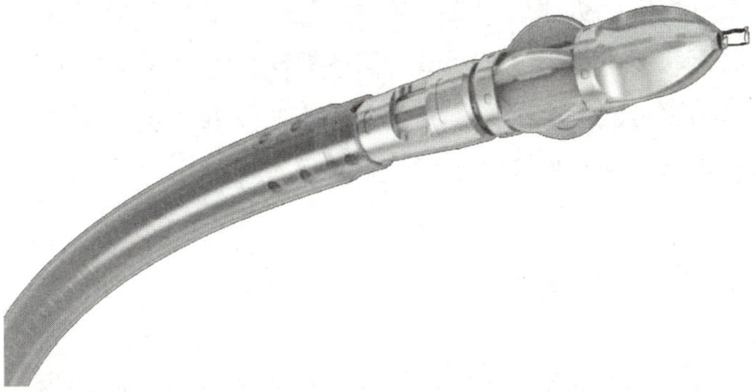

（c）

图 3-1-5 特殊介入器材

（a）下腔静脉滤器；（b）取异物网篮；（c）旋切导管。

第二节 介入放射学常用药物

介入放射学与内科、外科的区别在于，其通过在影像设备监控下将介入放射器材导入体内，从而实现无须手术切开即可进行诊断或局部治疗。然而，在进行诊断或治疗过程中，通常需要频繁使用多种药物，包括诊断性药物和治疗性药物。介入放射学中使用的药物具有其独特性，其使用方法和剂量与常规临床应用有所不同。本节内容将重点阐述介入放射学中一些常用药物的分类、药理作用，以及使用方法。

一、对比剂

为了提升影像观察效果，向人体组织或器官内注入（或口服）的药物，被称为对比剂。这些药物因其密度高于周围组织，能够产生对比效果，从而有助于清晰显示器官或管腔的轮廓，以实现介入性诊断的目的。在介入放射学领域，常用的对比剂主要是碘制剂。在临床实践中，广泛使用的是有机碘制剂，适用于多种血管造影，以及经血管途径的造影检查。碘对比剂可分为以下两类。

（一）离子型碘对比剂

离子型碘对比剂的典型代表药物是泛影葡胺，这种药物广泛应用于各种血管造影及静脉肾盂造影的医学检查中。在针对不同器官进行造影时，泛影葡胺的使用浓度也会有所不同，以确保检查效果和患者的安全。离子型碘对比剂的过敏反应发生率相对较高，因此在使用前必须进行严格的碘过敏试验，以确保患者不会对碘过敏。由于其较高的不良反应发生率，目前离子型碘对比剂在临床上已经较少使用。

（二）非离子型碘对比剂

常见的非离子型碘对比剂有碘海醇、碘佛醇、碘普罗胺、碘帕醇等，这些都是非离子型碘对比剂的代表。相较于传统的离子型碘对比剂，非离子型碘对比剂的毒性副作用相对较小，其不良反应的发生率也较低，因此在使用过程中，机体的耐受性更佳。这使得非离子型碘对比剂适用于多种血管造影及经血管的造影检查，如冠状动脉造影、脑血管造影、肾动脉造影等。在使用这些对比剂之前，通常无须进行碘过敏试验，因为其过敏反应的发生率较低。由于这些优点，非离子型碘对比剂在临床上得到了广泛的应用，并且在许多医学影像检查中成为首选。

二、血管扩张药物与血管收缩药物

血管扩张药物与血管收缩药物主要用于需要改变血流速度的造影或治疗，使用得当将会带来很好的造影及介入治疗效果。这些药物的使用均应在选择性插管的前提下进行，血管扩张药物在较粗的血管分支内注入，注入速度应较快，以达到分布广泛、均匀的目的；而血管收缩药物应在准确的分支血管内注入，注入速度应较慢，以没有反流为标准。

（一）血管扩张药物

任何直接或间接扩张动、静脉血管的药物都属于血管扩张药物，一般通过作用于血管平滑肌引起血管扩张。血管扩张药物主要用于血管造影时增加被造影血管的血流量，使影像更加清晰，如经肠系膜上动脉门静脉造影时，为了增加肠系膜上动脉的血流量，使门静脉显影更加清楚而使用血管扩张药物；也可用于诊断出血的血管造影出血影像不明确时，在影像显示出血部位后，再进行栓塞治疗。临床常用罂粟碱、前列腺素、妥拉苏林和硝酸甘油等。

1. 罂粟碱（papaverine） 罂粟碱对血管、心脏、支气管等的平滑肌都有松弛作用。其具有松弛冠状动脉及脑动脉的扩张作用，主要用于防止脑血栓形成、冠心病和脑梗死。罂粟碱亦可用于缓解下肢远端动脉痉挛及动脉血栓性疼痛。介入手术中，常用其扩张血管，增加血流量，改善血管造影效果。常用剂量：肌内注射或静脉注射，每次30~60mg，24小时不超过300mg。

2. 前列腺素（prostaglandin，PG） 前列腺素为目前最理想的血管扩张药物，通过增加血管平滑肌细胞内的环磷酸腺苷含量，抑制血管交感神经末梢释放去甲肾上腺素等机制，使血管平滑肌舒张，发挥其扩血管作用。在药物血管造影中主要用 PGE_1 和 $PGF_{2\alpha}$ 两类，可用于四肢动脉造影、动脉性门静脉造影、盆部动脉造影及胃肠道出血的诊断。用于解除插管所致的血管痉挛也极为有效。常用剂量：PGE_1 用量为1~2ml（5~10μg）配10ml生理盐水缓慢静脉注射，成人每日1次；$PGF_{2\alpha}$ 用量为20~40mg，可用于动脉造影时作为扩张药物直接动脉内注射。

3. 妥拉苏林（tolazoline） 妥拉苏林可直接作用于血管平滑肌，使动脉扩张，随之血流量增加。常用于改善肢体动脉造影质量，以及动脉性门脉造影的显影密度。常用剂量：口服25mg，3~4次/天；肌内注射或皮下注射，每次25mg。

4. 硝酸甘油（nitroglycerin） 硝酸甘油能在血管平滑肌及血管内皮细胞中产生一氧化氮（nitric oxide，NO），NO可激活鸟苷酸环化酶，增加平滑肌细胞内的环磷酸鸟苷（cyclic guanosine monophosphate，cGMP）的含量，从而激活依赖于cGMP的蛋白激酶，促使肌球蛋白轻链去磷酸化而松弛平滑肌。临床主要用于冠心病、心绞痛的预防和治疗。用法用量如下。①舌下含服：每次0.25~0.50mg，根据需要5分钟后再给药一次。②静脉滴注：开始按每分钟5μg给药，每3~5分钟增加5μg，最大可加到每分钟200~300μg。

（二）血管收缩药物

血管收缩药物是指能改变动脉的血流动力学状态，使血管收缩的血管活性药物，主要用于减少或降低动脉血流速度，或者减少正常组织血流速度，常用于小量消化道出血的造影、治疗或肿瘤栓塞治疗。如肾静脉造影时，为了降低在静脉注入对比剂时的压力，在同侧的肾动脉内注入血管收缩药物后，再进行肾静脉造影。又如进行早期肝脏肿瘤造影或栓塞时，由于肿瘤血管缺少或没有毛细血管前动脉，对血管收缩药物没有或缺少反应，注入血管收缩药物，正常肝脏毛细血管前动脉收缩，血流减慢，使病灶显示更加清楚，或者由于正常肝脏组织毛细血管前动脉收缩，血流速度变慢，相应肿瘤血管的血流比例增大，使栓塞药物大部分进入肿瘤血管，而不进入或少进入正常肝脏。

1. 肾上腺素（epinephrine） 肾上腺素为最常使用的血管收缩药，常用于肾动脉造影、肾上腺动脉造影和肾静脉造影。肾上腺素动脉造影主要用于肿瘤诊断，因为肿瘤新生血管壁仅为单层内皮细胞，缺乏 α 受体，注入肾上腺素 3~6μg 后，对比剂流向无收缩反应的肿瘤血管，增强了肿瘤染色的显示。选择性肾静脉造影前，在肾动脉内注入 10~12g 肾上腺素造成肾动脉收缩，会显著提高肾静脉造影效果。胰动脉缺乏 α 受体，在腹腔动脉或肠系膜上动脉内注入 5~8μg 肾上腺素后，进入胰血管内的对比剂增加，胰腺或胰内病变显示得更好。常用剂量：每次 0. 3mg，总量不宜超过 1mg。

2. 血管升压素（vasopressin） 血管升压素又称抗利尿激素（antidiuretic hormone，ADH），既可作为诊断性药物进行血管造影，又可用于治疗胃肠道出血。前者多用于腹腔动脉造影和肝动脉造影，可明显改善胰内血管的显影质量。用于治疗胃肠道出血时，可经肠系膜上动脉或腹腔动脉滴注或静脉滴注血管升压素。副作用有血压升高、心动过缓、冠状动脉收缩、尿量减少及兴奋胃肠道平滑肌引起的腹部绞痛等。常用剂量：每次 5mg。

3. 血管紧张素（angiotensinamide） 血管紧张素是目前已知的最强烈的血管收缩药，为 8 肽激素，作用部位在末梢，不影响主干和大分支。常用于肾肿瘤、胰腺病变、肝肿瘤，以及骨和软组织肿瘤的动脉造影。其副作用为血压升高、心动过缓，但造影时用量的副作用不明显。常用剂量：每次 1mg，溶于 5%葡萄糖注射液或等渗氯化钠注射液 500~1000ml 缓慢静脉滴注，1~10pg/min，不宜突然中途停药。

三、止血、抗凝与溶栓药物

止血、抗凝与溶栓药物主要用于血管性疾病的介入性治疗，用量与方法由于疾病、药物种类、投药途径的不同而有很大的差别。

（一）止血药物

止血药物能够通过促使小动脉及毛细血管收缩、增强血小板的凝血功能、加速血液凝固过程或抑制纤维蛋白溶解过程来发挥止血作用。在介入放射学领域，这类药物主要用于预防和治疗多种出血情况，如由外伤、咯血、呕血及便血引起的出血。通过选择性动脉插管，可以将止血药物直接输送到出血部位，以达到止血目的。然而，此类药物（包括血管收缩药物）主要对毛细血管出血等大面积、广泛分布、血管造影难以明确显示的出血血管有效。对于较大血管的出血，这些药物仅能起到辅助作用，通常需要结合后续的栓塞疗法进行治疗。

1. 作用于血管的止血药

（1）垂体后叶素（pituitrin）：对平滑肌有强烈的收缩作用，尤其可使血管及子宫收缩，减少内脏器官血流量，并可使门静脉压降低，发挥止血作用。临床用于肺、支气管、子宫、胃肠道出血的止血。用量：将导管插入出血动脉或其支配区域，注射垂体后叶素 0.1~0.2U/min，可持续 6~12 小时。

（2）去甲肾上腺素（noraqdrenaline，NA）：为强烈的 α 受体激动药，作用于胃肠道黏膜的小动脉和毛细血管，使其强烈收缩，减少局部血流量，从而达到止血目的。临床多用于局部止血。用量：去甲肾上腺素 16mg 溶于 200ml 冰冻生理盐水中，每次 50ml，每 2~4 小时口服 1 次。

2. 抗纤维蛋白溶解药 包括氨甲环酸和氨甲苯酸。作用机制为竞争性抑制纤维蛋白的赖氨酸与纤溶酶结合，抑制纤维蛋白凝块裂解，达到止血作用。临床用于纤维蛋白溶解亢进出血及溶栓过量所致的严重出血。用法用量如下。①氨甲环酸：口服，每次 1.0~1.5g，每日 2~4 次；或静脉滴注，每次 0.5~1.0g，1~2g/d。②氨甲苯酸：口服，每次 250~500mg，每日 3 次；或静脉滴注，每次 100~300mg，不超过 600mg/d。

3. 促进凝血因子活化药

（1）维生素 K_1（vitamin K_1）：该药物具有快速作用和较少不良反应的特点。其为脂溶性化合物，口服吸收依赖于胆汁或胆盐的存在，因此通常采用肌内注射的方式给药。近期研究指出，维生素 K_1 能够降低慢性肝炎患者的血清转氨酶水平，并有助于黄疸的消退，因此其主要应用于肝脏疾病患者。推荐的常规剂量为肌内注射或静脉注射，每次 10mg，每日 2 次。术前剂量可调整至 25~50mg/d。

（2）鱼精蛋白（protamine）：鱼精蛋白是从鱼类精子中提取的一种蛋白质，其分子结构中含有丰富的精氨酸等强碱性氨基酸。该物质在体内能够与肝素特异性结合，通过中和肝素分子的电荷，从而抑制其抗凝血活性。鱼精蛋白在临床中被用作拮抗肝素过量导致的出血症状的止血药。值得注意的是，鱼精蛋白硫酸盐本身亦具有一定的抗凝作用，其机制在于干扰凝血酶原激活因子的生成，但其抗凝活性较肝素弱，因此在使用时需严格控制剂量，避免过量使用。在治疗肝素过量引起的出血时，鱼精蛋白硫酸盐的推荐剂量应与患者最后一次使用的肝素剂量相当，一般而言，40~50mg 的鱼精蛋白硫酸盐能够中和约 5000U 的肝素。该药物应通过静脉缓慢注射，注射速度过快可能会引发不良反应。对于自发性出血的治疗，推荐的剂量为每日 5~8mg/kg 体重（成人剂量为 300mg/d），分 2 次静脉注射，每次间隔 6 小时，并以 300~500ml 的生理盐水稀释后使用。治疗 3 日后，剂量应减半。

（二）抗凝药物

抗凝药物主要用于防治深部动静脉血栓、肺血栓及其他血栓性疾病，在介入放射学中，抗凝血药除用于治疗血栓外，还要用于血管系统的球囊扩张或留置金属支架后的抗凝治疗。它们通过影响血液凝固过程中的不同环节而发挥作用。抗凝药物中，常用药物的作用主要是阻止纤维蛋白的形成，如肝素、华法林等，也有的可以促进纤溶酶形成而加强纤维蛋白的溶解（如链激酶等）。

1. 肝素（heparin） 能干扰凝血过程的许多环节，在体内外都有抗凝血作用。其作用机制比较复杂，主要通过与抗凝血酶Ⅲ（antithrombin Ⅲ，AT-Ⅲ）结合，而增强后者对活化的凝血因子Ⅱ、Ⅸ、Ⅹ、Ⅺ和Ⅻ的抑制作用，阻止血小板凝集和破坏、抑制凝血激活酶的形成，阻止凝血酶原变为凝血酶，从而妨碍纤维蛋白原变成纤维蛋白，从而发挥抗凝作用。肝素在血管系统介入放射学中应用最为广泛，几乎与对比剂相同。常用剂量：血管造影中 6250U 肝素加入 500ml 生理盐水中，制成肝素盐水，用于导管的冲洗、抗凝。脑血管造影或介入治疗前、血管狭窄球囊扩张前，以及血管狭窄留置金属支架后，6250~12 500U 肝素加入 10ml 生理盐水中，直接经导管注入动脉或静脉，达到全身肝素化，防止血栓形成。操作时间长于 4 小时可追加 1 次。球囊扩张或留置金属支架后 3~7 天内，用肝素 5000U 加入 5%~10%葡萄糖溶液或注射用生理盐水 1000ml 中滴注，速度为每分钟 20~30 滴。皮下注射作用发生慢但较持久。

2. 华法林（warfarin sodium） 华法林作为一种抗凝药物，其主要应用领域为治疗血栓栓塞性疾病，其作用机制在于抑制血栓的形成与发展。在临床实践中，该药物常用于溶栓治疗术后、球囊扩张术后，以及留置金属支架术后的抗凝治疗。给药途径包括口服、肌内注射和静脉注射，且不同给药方式的效果相当，其中口服途径因其便捷性而成为最常用的给药方式。在用药后 12~18 小时内，患者的凝血酶原时间将出现延长，且该作用可维持 4~5 天。在常规剂量使用中，一般建议每 3 天给药一次。对于成人患者，初始剂量通常为 15~20mg（对于老年、体弱或糖尿病患者，建议使用半量），随后在次日调整剂量至 5~10mg，维持治疗剂量为每日 2.5~5.0mg。

3. 阿司匹林（aspirin） 本品为抗血小板聚集药，能抑制血小板的前列腺素环氧酶，使花生四烯酸不能转变为过氧化物，抑制血小板内血栓素 A_2 的合成，从而抑制血小板聚集，阻止血栓形成。介入放射学用于治疗血栓栓塞性疾病，防止血栓的形成、发展，溶栓治疗术后、球囊扩张术后，留置金属支架术后的抗凝治疗。常用剂量：口服 40mg/d。

4. 潘生丁（dipyridamole persantin） 本品有抗血栓形成的作用，可抑制血小板聚集与释放反应，常与华法林或阿司匹林合用。在介入放射学中用于治疗血栓栓塞性疾病，防止血栓的形成发展，溶栓治疗术后、球囊扩张术后，留置金属支架术后的抗凝治疗。常用剂量：口服，每次 25~100mg，3 次/日。用于抑制血栓时，可增至 300~400mg/d。

（三）溶栓药物

溶栓药物在动脉血栓及部分静脉血栓的介入治疗中发挥着关键作用。

1. 链激酶（streptokinase） 临床用于多种血栓栓塞疾病，以急性广泛深静脉血栓形成、急性大段肺栓塞、动静脉插管造成阻塞和周围动脉急性血栓栓塞最为有效。常用剂量：介入治疗术中直接动脉灌注 100 万 U/h，利用高压注射器或手推缓慢注入。静脉滴注初次剂量，50 万 U 溶于 100ml 生理盐水或 5%葡萄糖溶液中，于 30 分钟内滴完。维持量为 60 万 U，溶于 250~500ml 葡萄糖注射液中，加入地塞米松 1.25~2.50mg（以预防不良反应），6 小时滴完，4 次/日，24 小时不间断。疗程长短视病情而定，一般为 12 小时至 5 日。治疗结束时，可用低分子右旋糖酐作为过渡，以防血栓再度形成。

2. 尿激酶（urokinase） 是介入放射学中治疗血栓的最常用药物。常用剂量：介入治疗术中直接动脉灌注 50 万 U/h，利用高压注射器或手推缓慢注入。静脉滴注 1 次 25 万~50 万 U，加入 5%葡萄糖溶液 500ml 内应用，1~2 次/日，连用 5~7 日。以后每日肌内注射 5000U 维持。

3. 阿替普酶（alteplase，rt-PA） 阿替普酶是一种血栓溶解药，也被称为重组组织型纤溶酶原激活物。阿替普酶属于循环系统药物中的抗血栓药物，三级分类为溶栓药物。其主要成分是糖蛋白，含有 526 个氨基酸。阿替普酶可通过其赖氨酸残基与纤维蛋白结合，并激活与纤维蛋白结合的纤溶酶原转变为纤溶酶，从而溶解血栓，这一作用比激活循环中的纤溶酶原显著增强，且选择性地激活纤溶酶原，因此不产生应用链激酶时常见的出血并发症。

四、抗肿瘤药物

抗肿瘤药物是介入性治疗肿瘤时使用最多的药物，作为一名介入放射学的技师，应该熟悉各种常用的抗肿瘤药物的特性、作用部位、选择的原则和用法，配合医师合理应用抗肿瘤药物。

（一）抗肿瘤药物的分类

1. 按化学结构和来源分类 常用的抗肿瘤药物按药物的化学结构和来源一般分为六类，即烷化剂、抗代谢药物、抗肿瘤抗生素、植物类抗肿瘤药物、激素及其他类型药物。

2. 按作用机制分类 大多数抗肿瘤药物的作用机制主要是阻止脱氧核糖核酸（DNA）、核糖核酸（RNA）或蛋白质的合成，或直接对这些大分子发生作用，从而抑制肿瘤细胞的分裂增殖，使之死亡。有些药物也可通过改变体内激素平衡而抑制肿瘤生长。近年来还研发了有提高机体免疫功能及抗转移等作用的新型抗肿瘤药物。

3. 按对细胞增殖周期不同时相的作用分类 由于各期肿瘤细胞对药物的敏感性不同，可根据对细胞增殖周期不同时相的作用，将抗肿瘤药物分为两大类。

（1）细胞周期非特异性药物：此类药物主要影响 DNA 分子的复制或功能，用于增殖细胞群的各期，甚至作用于非增殖细胞。如烷化剂、大部分抗癌抗生素，以及糖皮质激素。

（2）细胞周期特异性药物：此类药物对于增殖细胞群的某一期有作用，主要包括作用于 S 期的抗代谢药物，以及作用于 M 期的长春新碱等。

应当指出，此两类药物的分类只是相对而言，某些 S 期特异性的药物如氟尿嘧啶、甲氨蝶呤等，对 G_1 期或其他各期也有一定作用。所以掌握细胞增殖动力学的知识对于合理设计抗肿瘤药物给药方案、提高治疗效果，具有重要意义。

（二）常用的抗肿瘤药物

1. 烷化剂 又称烃化剂或细胞毒类药物。烷化剂为细胞周期非特异性药物，对增殖细胞群和非增殖细胞群的肿瘤细胞都有杀伤作用。

常用烷化剂为环磷酰胺（cyclophosphamide，CTX）及异环磷酰胺。其抗肿瘤谱较广，在介入治疗中最常用于肺癌的灌注治疗。常用剂量：200~400mg 溶于 50ml 生理盐水中，经选择性动脉插管缓慢注入。

2. 抗代谢药物 是一类能够干扰细胞正常代谢过程的化合物。这类药物通过抑制细胞增殖，诱导细胞凋亡，从而实现抗肿瘤效应。在临床实践中，嘧啶类药物是广泛使用的抗代谢药物之一。5-氟尿嘧啶（5-fluorouracil，5-FU）作为尿嘧啶类抗代谢药物的典型代表，具有较广的抗癌谱。该药物常用于治疗消化系统肿瘤，并且通常与其他化疗药物如丝裂霉素、多柔比星或阿糖胞苷联合应用，亦可与卡莫司汀、长春新碱等药物并用。在治疗原发性或转移性肝癌时，5-FU 可通过动脉注射或使用输液泵进行连续给药。对于绒毛膜上皮癌，采用较大剂量或与放线菌素 D 联合治疗，可获得较佳的疗效。此外，5-FU 亦被用于乳腺癌、卵巢癌、肺癌、子宫颈癌、胃癌、膀胱癌及胰腺癌等多种癌症的治疗。在子宫颈癌的治疗中，5-FU 可采用局部注射与全身治疗相结合的方式。该药物同样适用于多发性基底细胞癌及角化棘皮瘤等疾病。在临床应用中，5-FU 的静脉推注与滴注剂量差异显著，因此在使用时需特别注意。静脉推注的剂量一般为每日 10~12mg/kg，有时可增加至每日 15mg/kg，连续使用 3~5 日后，改为每次 5~10mg/kg。

3. 抗肿瘤抗生素 同其他抗生素一样，抗肿瘤抗生素由微生物的发酵作用产生，通过抑制细胞 DNA 的结合而发挥它们的细胞毒性作用。由于抗肿瘤抗生素的胃肠道吸收很差，通常静脉给药。此类药物中的氨基葡萄糖能帮助药物进入细胞内。尤其是心肌细胞，因此柔红霉素和多柔比星都对心肌有明显毒性作用。常用抗肿瘤抗生素类药物如下。

（1）丝裂霉素（mitomycin C）：该药物具有广泛的抗肿瘤谱，作用迅速，但其毒性较大。静脉注射后，药物在血中的消失速度较快，数小时内约有 35%通过尿液排出。在临床上，该药物主要用于治疗消化道癌症，包括胃癌、肠癌、肝癌及胰腺癌等，疗效显著。此外，对于肺癌、乳腺癌、子宫颈癌及绒毛膜上皮癌等亦有疗效。该药物亦可用于治疗恶性淋巴瘤、癌性胸腔积液、癌性腹水。在介入治疗中，常用剂量为直接动脉灌注，每次 4~8mg，静脉注射成人剂量为每次 4~6mg，使用注射用水或生理盐水 20~40ml 溶解，每周 1~2 次，疗程总量为 40~60mg。动脉注射剂量与静脉注射相同。腔内注射剂量为每次 4~10mg，每 5~7 日 1 次，4~6 次为 1 个疗程，亦可作为膀胱内灌注。口服剂量为 2~6mg/d，总剂量 100~150mg 为 1 个疗程。

（2）多柔比星（doxorubicin）：该药物是一种具有广泛抗肿瘤谱的化疗药物。在临床上，该药物主要用于治疗急性和慢性白血病、恶性淋巴瘤、胃肠道癌、肺癌、膀胱癌、软组织肉瘤、乳腺癌、鼻咽癌、绒毛膜上皮癌、甲状腺癌，以及骨肉瘤等多种恶性肿瘤。多柔比星常与其他化疗药物如阿糖胞苷、长春新碱、博来霉素和环磷酰胺联合使用，以期达到增强治疗效果的目的。在介入治疗中，多柔比星通常通过动脉直接灌注，剂量为每次 4~8mg。在静脉注射治疗方案中，推荐采用间歇性给药方式，剂量一般为每次 40~60mg/m^2，每 3 周 1 次；或者每日 20mg/m^2，连续使用 3 日后，间隔 3 周再次给药。亦有研究者采用每周 1 次，剂量为 20~35mg/m^2 的给药方案。目前，普遍认为多柔比星的累积剂量不宜超过 450~550mg/m^2，以避免发生严重的不良心脏毒性反应。

（3）表柔比星（epirubicin）：作为多柔比星的同分异构体，表柔比星在作用机制和主要用途上与多柔比星相似，然而其心脏毒性和骨髓抑制作用相对较弱，因此具有更高的治疗指数。经过广泛的临床应用验证，表柔比星的治疗效果优于多柔比星。其常规剂量与多柔比星相同。

4. 植物类抗肿瘤药物 以依托泊苷（etoposide）为例，该药物主要应用于治疗小细胞肺癌、睾丸癌、霍奇金淋巴瘤、非霍奇金淋巴瘤，以及急性非淋巴细胞白血病。在介入治疗中，依托泊苷通常通过直接动脉灌注的方式给药，剂量范围为每次 40~80mg；而在静脉滴注治疗中，剂量则为每日 60~100mg，连续使用 3~5 日，之后每隔 3~4 周重复给药。依托泊苷需用 5%葡萄糖注射液或生理盐水稀释至不超过 0.25mg/ml 的浓度，并以缓慢滴注的方式进行，滴注时间不得少于 30 分钟。

5. 铂类 为抗肿瘤作用机制未明、难于定位的药物。常用铂类抗肿瘤药物如下。

（1）顺铂（cisplatin）：是一种细胞周期非特异性抗癌药物，具有显著的广谱抗癌活性。该药物在临床治疗中主要用于卵巢癌、前列腺癌，以及睾丸癌等泌尿生殖系统恶性肿瘤，并展现出较高的治疗效果。顺铂与其他抗肿瘤药物（如长春新碱、环磷酰胺、5-氟尿嘧啶等）联合使用时，对多种实体肿瘤，包括恶性淋巴瘤、乳腺癌、头颈部鳞癌、甲状腺癌及成骨肉瘤等，均能表现出良好的疗效。此外，顺铂与放射治疗相结合，在治疗晚期非小细胞肺癌、鼻咽癌及食管癌方面疗效显著，对肝癌和软组织肉瘤亦有一定的治疗作用。在介入治疗中，顺铂通常通过直接动脉灌注给药，剂量为每次 20~40mg；而在静脉滴注给药时，成人常用剂量为每日 10~20mg，溶解于 200~300ml 的生理盐水中，需在避光条件下 2 小时内完成滴注。每个疗程的总剂量为 200~400mg，在累积剂量达到 100~200mg 后，建议间隔 1~2 周后继续治疗。

（2）卡铂（carboplatin）：在治疗小细胞肺癌、卵巢癌、睾丸癌、头颈部鳞癌，以及恶性淋巴瘤方面疗效显著；同时，对于膀胱癌和子宫颈癌亦展现出一定的治疗效果。其常用剂量与顺铂相当。

6. 激素 是一类具有调节机体功能作用的生物活性分子。激素失衡可作为多种肿瘤如腺垂体瘤、卵巢肿瘤、睾丸肿瘤、肾上腺皮质肿瘤及甲状腺肿瘤的诱因。激素与众多肿瘤的发病机制及增殖过程存在紧密联系，通过调整激素水平的失衡状态，可以有效地抑制肿瘤的生长。在临床实践中，用于肿瘤治疗的激素主要分为两大类。

（1）性激素：涉及雄激素、雌激素及孕激素等类固醇激素。雄激素在治疗乳腺癌方面表现出一定的疗效，在绝经前患者及伴有骨转移的病例中更为显著。此类药物与其他抗肿瘤药物联合使用，能够提升治疗效果，并对骨髓提供一定程度的保护。雌激素在治疗前列腺癌及绝经后的转移性乳腺癌（尤其是软组织转移）方面显示出有效性。近期，临床研究显示，抗雌激素药物如他莫昔芬等对乳腺癌具有一定的治疗效果。大剂量孕酮能够导致子宫内膜腺癌及其转移性病变的萎缩，可暂时缓解病情。此外，孕酮对肾癌亦展现出一定的疗效。

（2）肾上腺皮质激素：此类激素对于急性淋巴细胞白血病具有显著的暂时缓解效果。它们通常被用于缓解肿瘤侵犯关键生命器官所引发的炎症反应。近年来，在联合用药方案中，肾上腺皮质激素已成为一种常见的治疗药物。

7. 免疫增强药 肿瘤免疫治疗作为过去十年中肿瘤综合治疗领域的新发展，其核心原理在于激活机体的免疫系统，提升其对肿瘤细胞的防御能力，从而达到抑制或消除肿瘤细胞生长的目的。该治疗方法包括主动免疫、被动免疫及继承免疫等多种形式。特异性免疫疗法侧重于利用肿瘤特异性抗原，激发宿主免疫系统对肿瘤细胞的特异性杀伤或细胞毒性反应；而非特异性免疫疗法则涉及使用能够提升机体免疫功能的药物或疫苗，以增强机体对肿瘤细胞的抵抗力或直接杀伤肿瘤细胞。

（三）介入治疗中抗肿瘤药物的应用原则

1. 筛选适宜的肿瘤敏感药物 应依据患者原发肿瘤及病理组织学类型，精心挑选敏感性高的抗肿瘤药物。在条件允许的情况下，通过药物敏感性检测来决定最合适的药物选择。在临床实践中，肿瘤介入治疗时所选用的抗肿瘤药物通常以静脉化疗方案为参考。

2. 优选细胞周期非特异性药物 介入治疗通常为一次性动脉灌注治疗，因此不宜选用浓度依赖性的细胞周期非特异性药物。

3. 确定合理的抗肿瘤药物剂量 在介入治疗中，抗肿瘤药物的剂量一般参照静脉化疗的用药剂量，并适当减少 1/4~1/3。随后的治疗应根据首次治疗的毒性反应和疗效进行相应的剂量调整。

4. 联合用药方案的制订 联合用药旨在发挥药物间的协同效应，以提高治疗效果并减少毒副反应。联合用药方案应选择不同类别和作用机制的药物进行搭配。

▶知识拓展

抗肿瘤靶向药物

抗肿瘤靶向药物是当前备受关注的一种治疗癌症的新型药物。这些药物采用分子生物学的原理，利用肿瘤细胞与正常细胞之间的分子生物学差异，如基因、酶、信号转导等不同特性，瞄准特定的靶点，在靶点释放有效成分，从而阻止肿瘤细胞的生长和增殖，并最终导致肿瘤细胞的死亡。

目前临床上使用的靶向药物主要包括单克隆抗体类药物、选择性激酶抑制类药物、激酶下游信号传导通路抑制类药物、抗血管生成抑制类药物、细胞凋亡诱导类药物、端粒酶抑制类药物、细胞周期蛋白抑制类药物。此外，部分肿瘤基因治疗药物和肿瘤疫苗类药物，也可以归属于抗肿瘤靶向药物。

抗肿瘤靶向药物是一种新兴的有效治疗手段，但存在一定的风险。患者不应自行服用药物，而应遵循医师的建议，并注重检测肝肾功能。如果出现任何不适，应该立即就医。

考试知识点总结

本章小结

协和云课堂……　拓展练习及参考答案

（姜金龙　于学寿）

教学课件

第四章　经皮穿刺术

学习目标

素质目标

（1）具有精准操作、严守规范的工作态度。

（2）具有安全意识和人文关怀的情操。

知识目标

（1）掌握：经皮穿刺术使用的器材。

（2）熟悉：各种经皮穿刺术的技术要点及注意事项。

（3）了解：经皮穿刺术的临床应用。

能力目标

（1）能识别并合理选用经皮穿刺术器材。

（2）能针对不同疾病合理选择经皮穿刺术。

（3）能配合医师熟练、规范完成经皮穿刺术操作过程。

案例导入

【案例】

患者，男，49 岁。近半年来常感胸闷、气短，近 1 周晨起锻炼时感胸痛，持续 2～3 分钟，休息后可缓解。胸痛发作时心电图示 V_1～V_6 导联 ST 段压低；CT 三维成像提示左冠状动脉前降支管壁钙化，管腔狭窄。为进一步明确诊断并及时治疗，医师建议患者行冠状动脉造影术。

【问题】

1. 冠状动脉造影术所需的介入放射器材有哪些？

2. 冠状动脉造影术属于哪一类介入放射技术？该技术的基础和关键步骤是什么？该技术如何操作？

·核心知识拆解·

经皮穿刺术（percutaneous puncture technique）是在医学影像成像设备引导下，通过穿刺针等器材穿刺进入人体的技术，是介入放射技术的基础，经皮穿刺术的目的是使体表与体内建立通道，其通道包括血管性与非血管性。除通过人体天然的腔道外，绝大多数介入放射技术必须通过建立通道来完成诊断与治疗过程。随着医学诊疗设备与器械的快速发展，介入放射技术临床应用越来越广泛，如实体肿瘤的经皮穿刺引流术等经皮穿刺技术的应用也越来越普遍。本章主要讲述经皮穿刺术的常用器材与药物、术前准备、操作方法和临床应用等，以期为后续学习各种介入放射技术奠定良好的基础，使学生养成严谨的科学作风。

第一节 器材与药物

经皮穿刺术根据穿刺器官不同，穿刺目的不同，而选择应用不同的器材。临床上，采用血管路径介入放射手术时，应用血管穿刺术；诊断囊性或实性病灶时，采用穿刺活检术；治疗一些囊性病灶时，采用穿刺引流术；治疗一些实性病灶时，采取穿刺消融治疗术。所以，经皮穿刺术应用的器材种类较多，主要包括穿刺针、导丝、导管及一些辅助器材。经皮穿刺术应用的药物也根据穿刺目的不同而不同。

一、器材

（一）穿刺针

穿刺针根据用途可分为血管穿刺针、活检针、治疗针。穿刺针以 G 为单位，分细针（14~20G）和粗针（21~23G）两类。目前介入技术已经由使用创伤较大的粗针穿刺变为细针穿刺，以实现微创目标。成人一般选择 16~19G 的穿刺针，儿童一般选择 18~19G 的穿刺针。使用穿刺针的目的是穿刺皮肤、皮下组织、血管壁及相关脏器组织等，或者是通过穿刺针将导丝和导管交换引入血管内或脏器组织内。穿刺针是在介入诊疗中不可或缺的重要器材之一。

1. 血管穿刺针 包括动脉穿刺针与静脉穿刺针。血管穿刺针按照结构分为 Seldinger 针、前壁穿刺针、剥皮穿刺针三种（图 4-1-1）。

（1）Seldinger 针：为套管针，主要结构为套针与针芯。针芯为实心金属细针，针头尖锐，呈斜面状；套针略短，针头呈圆锥状。套针与针芯套合在一起穿刺使用，穿刺成功后，退出针芯，通过套针引入导丝。

（2）前壁穿刺针：与 Seldinger 针相比，此种穿刺针不带针芯，一端为针头，另一端为针座，其针头也呈斜面状，针座的缺凹与针头斜面的朝向保持一致。主要作用是穿刺血管前壁，通过穿刺针直接引入导丝。

（3）剥皮穿刺针：此种穿刺针是一次性使用穿刺针。由两半环形对接而成，穿刺针的针身是金属材质，外套管是塑料材质，穿刺成功后，退出针芯，经外套管引入导丝，然后剥开外套管，留下导丝。通常用于锁骨下静脉穿刺。

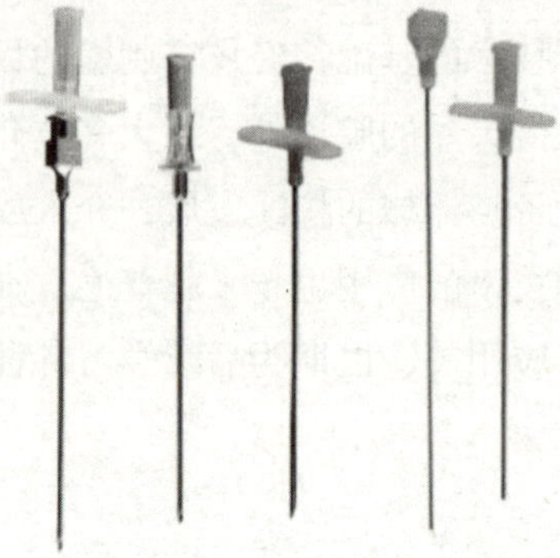

图 4-1-1　血管穿刺针

2. 活检针　按照使用用途和针头形状的不同，活检针可分为细胞抽吸针和组织切割针两大类。

（1）细胞抽吸针：又称 Chiba 针，其外形细而长，构造与 Seldinger 针相似，主要用于穿刺肾盂与胆管，也可用于穿刺抽吸活检，作用是穿刺抽取组织细胞。细胞抽吸针是非血管性介入的重要器械之一（图 4-1-2）。

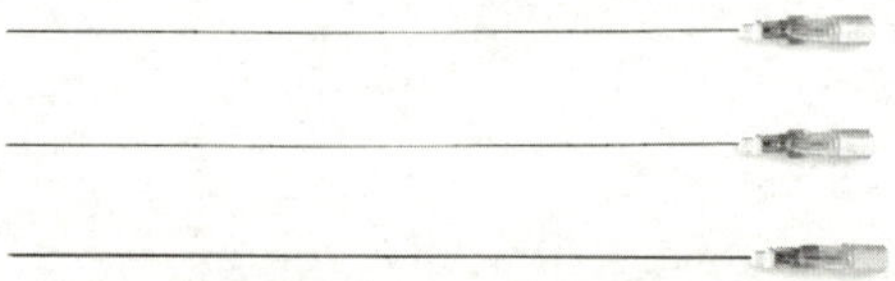

图 4-1-2　细胞抽吸针

（2）组织切割针：组织切割针多使用射式装置，如半自动切割式活检针（图 4-1-3）内芯前端有一凹槽，在组织切割针进入活检部位后，激发扳机可以向前推动内芯出外套管，使组织陷入凹槽内，再推动外套管，将陷入凹槽内的组织切割下来套入套管内取出，多在进行软组织器官病灶的穿刺活检时使用。另外还有一种特殊构造的组织活检针，这种活检针是头端呈锯齿状的空心旋切针，常用于骨活检术。行骨活检术时，通过套管送入旋切针达骨骼病灶，手动或电动旋转旋切针，切下病灶骨组织碎末充盈于旋切针内腔，取出旋切针，将切下的骨组织碎末剔出送检（图 4-1-4）。

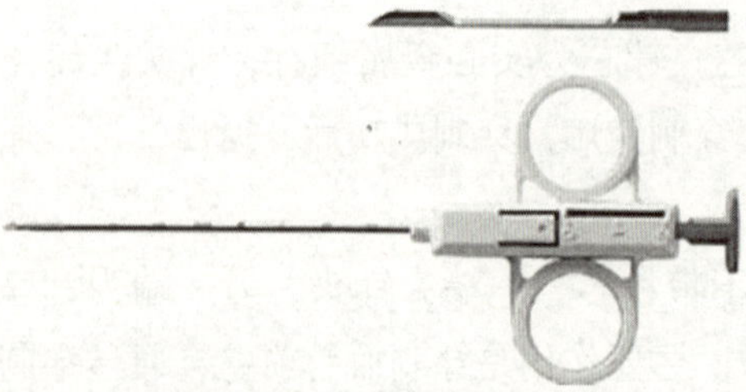

图 4-1-3　半自动切割式活检针

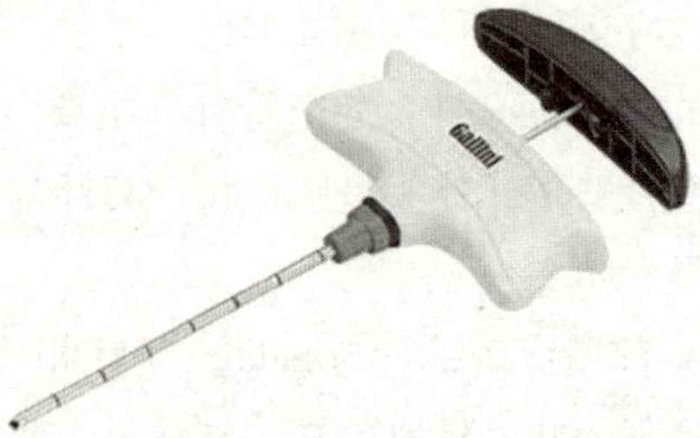

图 4-1-4　骨髓活检针

3. 治疗针　这里所说的治疗针主要是经皮穿刺射频消融术用的治疗针，为 15G 的电极针。电极针插入软组织器官病灶内，通电后电极针周围组织中的离子成分被电流激活，产生摩擦热，并通过热消融效应向周围组织传导，使病灶组织产生凝固性热坏死，而电极针本身不发热。多用于肝癌的射频消融治疗。为了增大坏死组织表面积，可以多次穿刺多根电极针同时消融，也可以使用头端带多个钩突的电极针，一次穿刺而消融坏死区域表面积增大（图 4-1-5）。

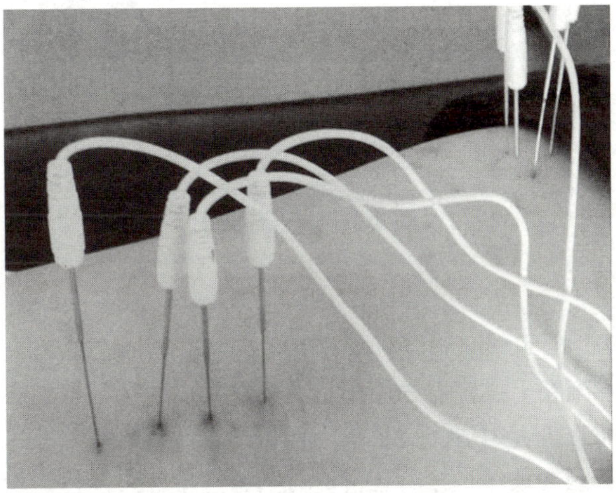

图 4-1-5　治疗针

（二）导丝

一般做血管造影时使用的导丝，主要是超滑导丝和普通导丝，两种导丝的头端均为软头，其形状主要有直形或 J 形，直径为 0.018~0.045in，可根据实际情况选择合适导丝（图 4-1-6）。

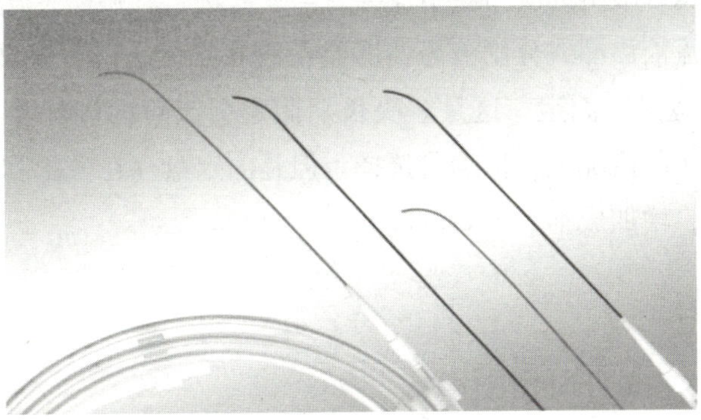

图 4-1-6　常用的导丝

（三）导管

导管是介入放射技术使用的主要器材，是进行造影、扩张、引流或作为灌注药物的介入器材进入体内的通道。导管根据使用目的大致可分为造影导管、球囊扩张导管和引流导管等，可分别应用在造影、扩张狭窄管腔及引流等介入操作中（图 4-1-7）。

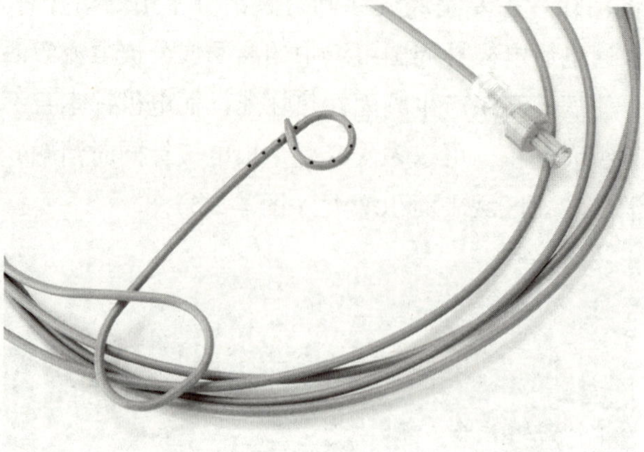

图 4-1-7　引流导管

（四）扩张器

扩张器前端较细，后端渐粗。扩张器的使用目的是对从皮肤穿刺点到病变区的软组织通道之间进行预扩张，使引流管更加容易进入引流区域。临床选用的扩张器外径一般为 7～14F，其质地较坚韧，有时也可用相应尺寸的导管鞘芯替代，这时是以导丝为支撑作轴心进行扩张。有时扩张器无法顺利经过穿刺通道进行下一步操作，可以首先使用球囊导管对穿刺通道进行预扩张，从而引导扩张器通过。

（五）固定器械

为防止引流导管意外脱落，需要将其固定于皮肤上。采用丝线将皮肤与导管缝合方式进行固定的方式比较简便，在短期内也非常有效，但后期常常会因为缝合处针眼感染或丝线切割皮肤而失去固定作用。而使用局部涂上安息香酸酊的胶布将引流导管与皮肤进行粘贴的方式，如果能保持粘贴处表面干燥，则长期有效，但引流液渗漏或分泌液等情况会使胶布粘性下降，进而降低甚至失去固定作用。现在常常使用 Molnar 固定盘进行固定，这是解决长期固定引流管的较好器材之一，Molnar 固定盘大小、形态各异，可以按照实际情况进行精细化选择。但是固定盘存在分泌物潴留问题，盘下分泌物不容易清洗，需要定期更换，增加成本。

二、药物

（一）常规药物

除对比剂外，术前多应用苯巴比妥、阿托品等药物，这些与外科手术类似；术中多应用局部麻醉药，如利多卡因等；器械消毒液用戊二醛；皮肤消毒一般用聚维酮碘；脓腔内用各种抗生素与溶解纤维组织的纤维蛋白酶等。此外，还应备齐各种急救药物。

（二）无水乙醇

多用于脓腔引流术或经皮穿刺射频消融术中应用。治疗机制是无水乙醇可使蛋白质强烈变性和凝固性坏死，使脓肿壁凝固性坏死，减少脓液的产生；使实体肿瘤蛋白质强烈变性和凝固性坏死，杀死肿瘤细胞。常将其与碘化油混合注射（便于观察药物在组织内弥散情况），有一定的毒性，可出现副作用，常需要小剂量多次治疗，近年来多用醋酸替代。

第二节　操作方法

经皮穿刺术在临床上主要有经皮血管穿刺术、经皮穿刺活检术、经皮穿刺引流术、经皮穿刺消融治疗术等。本节主要介绍经皮血管穿刺术、经皮穿刺活检术、经皮穿刺引流术的操作方法。

微课：血管穿刺术

一、经皮血管穿刺术

1953 年，Seldinger 首创套管针经皮血管穿刺术取代了以前切开暴露血管插管造影或直接穿刺血管造影的方法，大大简化了血管造影步骤，直接穿刺血管引入导丝、导管，避免了切开血管，减少了并发症。这已成了介入放射学最基本的方法。

（一）术前准备

1. 患者准备

（1）血、尿、便常规，血型，肝、肾、心功能，出、凝血时间，凝血酶原时间，红细胞沉降率和血液各项免疫指标等必要的实验室检查。

（2）超声、CT、MRI，以及核素扫描等必要的影像学检查。

（3）碘过敏试验。

（4）穿刺部位备皮。

（5）纠正血压异常、脱水等异常生理指标。

（6）术前禁食 2~4 小时，术前 30 分钟肌内注射解痉镇静药。

（7）与患者及其家属沟通，告知操作过程中可能会出现的并发症、治疗后效果及需要患者术中配合等问题，签署手术同意书。

2. 医务人员准备　全面了解患者的病史、症状、体征、实验室及影像学检查资料，制订并完善手术治疗方案。

3. 设备及器材准备

（1）DSA 设备、超声设备、CT 设备、MRI 设备等影像导向设备。

（2）穿刺针、导丝、导管、导管鞘、扩张器等穿刺器材。

（3）不锈钢碗、盘子、杯子、手术刀、手术钳、敷料等介入放射手术包。

4. 药物准备

（1）局部麻醉（局麻）药物：常用利多卡因注射剂或 1%普鲁卡因。

（2）抗凝药物：注射用肝素生理盐水。

（3）对比剂：以非离子型碘对比剂为主。

（4）其他药物：急救药物、扩血管药物、镇静药物、镇痛药物等。

（二）操作方法

1. 穿刺部位 穿刺部位血管分为静脉与动脉。静脉常选择位于股动脉稍内侧的股静脉作为穿刺点；也较常选择位于颈总动脉外侧的颈内静脉，一般选择右侧颈内静脉进行穿刺，穿刺时嘱患者头部转向对侧，穿刺体表定位点位于锁骨上 5～6cm，相当于甲状软骨平面。除股静脉与颈内静脉外，偶尔也选择锁骨下静脉与肘静脉等进行穿刺。位于腹股沟附近处的股动脉是动脉穿刺最常用的部位，由于股动脉管径较粗，周围无重要器官，并且位置浅、易定位、好固定，穿刺方便，并发症发生率较低。除此之外，穿刺部位还可选择桡动脉、肱动脉、颈动脉、锁骨下动脉及腋动脉等其他动脉。

视频：股动脉穿刺术

2. 动脉穿刺法

（1）Seldinger 穿刺法：这种穿刺插管方法操作安全、简便、并发症少，很快得到广泛应用。穿刺步骤如下。

1）选定穿刺点，通常采用右股动脉穿刺插管，选择右腹股沟皮肤皱褶下方 1cm 处作为穿刺点。

2）常规消毒铺巾。

3）穿刺点局部麻醉（常用 2%利多卡因 5ml）。

4）在皮肤上作 2～3mm 小切口。

5）将套管针针尖朝向头侧方向穿刺，针身与皮肤表面成 30°～45°夹角，针尖斜面朝上。

6）拔出内芯，缓慢退针，直到见鲜红色血液喷出即停止退针。

7）向穿刺针内引入导丝。

8）撤出穿刺针，沿导丝引入导管鞘，退出导丝（图 4-2-1）。

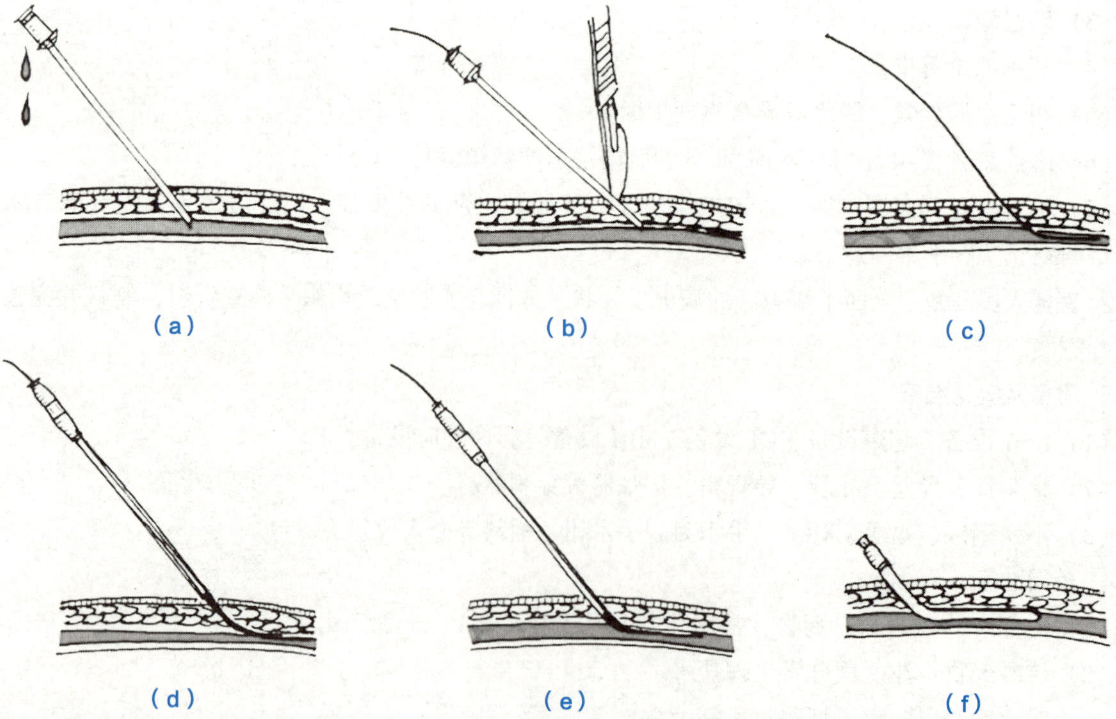

（a）　　（b）　　（c）

（d）　　（e）　　（f）

图 4-2-1　Seldinger 穿刺法

（a）穿刺后搏动性血流从穿刺针流出；（b）将导丝送入血管；（c）抽出穿刺针；（d）（e）沿着导丝将扩张管和动脉鞘送入股动脉；（f）抽出导丝和扩张管。

（2）改良穿刺法：1974 年，德里斯科尔（Driscoll）提出了改良穿刺法，在 Seldinger 穿刺基础上，使用不带针芯的穿刺针直接经皮进行穿刺。当穿刺针穿透血管前壁时，即可见鲜红色血液从针尾喷出，引入导引导丝，然后交换引入造影导管完成造影（图 4-2-2）。这种穿刺技术可以避免穿透血管后壁，减少对周围组织的损伤，且一次穿刺成功率高，并发症少，对腋动脉、桡动脉穿刺更有利。

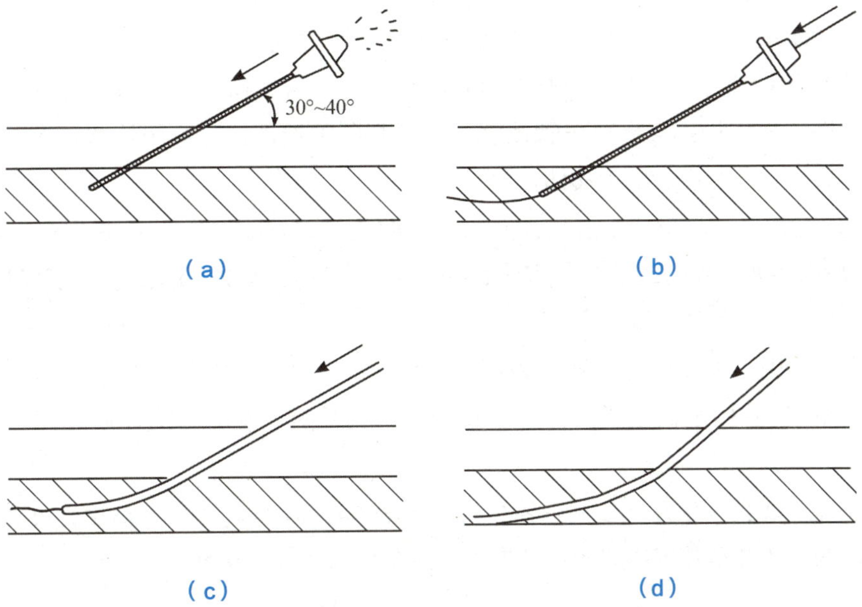

图 4-2-2　改良穿刺法

（a）穿刺针穿刺；（b）引入导丝；（c）引入导管鞘；（d）退出导丝。

目前临床应用中绝大部分术者均采用改良穿刺法进行穿刺，鉴于 Seldinger 的贡献，一般文献上不刻意说明改良法，仍称 Seldinger 穿刺术。

3. 静脉穿刺法　穿刺针的选择及穿刺方法的应用与动脉穿刺相似，进针点在股动脉内缘内侧 5~10mm。静脉内压力低，可采用呼气后屏气的方法使静脉压升高，可见针尾冒出血液即停止退针；还可采用穿刺针接上注射器边退边抽的方法，静脉内溢出血为暗红色。

视频：下肢静脉造影穿刺术

（三）并发症

1. 出血和血肿　穿刺部位的出血和血肿是经皮穿刺术最常遇到的并发症。血肿和出血常见的原因有多次反复穿刺引起血管损伤；使用粗针粗管；操作时间过长，创伤性地推进导管导丝；拔管后压迫不当，包扎不严；肝素使用过量；患者凝血机制障碍、糖尿病。血肿和出血的预防有一针见血；压迫适当；根据患者具体情况选用合适的针和导管；造影术后患者要制动；肝素用量适当。

对血肿和出血的处理有，小血肿可将局部皮肤切开将积血挤出，剩余少量可自行吸收；较大血肿可早期冷敷，待 24~48 小时后热敷；巨大血肿需在血肿内注入透明质酸，以利于其吸收，必要时手术切开清除。

2. 血管痉挛　操作血管如果出现痉挛，会损伤痉挛血管的内膜，会影响插管，甚至出现栓塞，导致远端组织的缺血、栓塞，继发血管内血栓形成。血管痉挛在影像学上表现为局部血管变细呈串珠状或细丝状，甚至血流中断。血管痉挛产生的原因有多次损伤性的穿刺动脉，导管在动脉内反复的刺激，导管过粗，局部血肿形成，血管病变等。痉挛的血管局部可表现为患者肢体疼痛、麻木、皮肤苍白。对于痉挛的血管可采用以下处理措施：立即停止操作，在痉挛处缓慢注入2%利多卡因5ml或罂粟碱30mg的稀释液，采用温盐水热敷，长期血管痉挛应加用肝素抗凝。

3. 血管损伤 在穿刺、插管、造影、栓塞的各个操作过程中都可能会出现血管的损伤。血管损伤主要包括血管内膜的切割、剥脱等引起的血管狭窄或闭塞，以及术中血管破裂。

（1）血管损伤的原因：导管导丝进入血管速度过快；血管扭曲，导管导丝进入困难；血管细小；血管壁炎症，动脉硬化；高压注射器流速过大；栓塞时压力过大。

（2）血管损伤的处理方法：当出现血管内膜的剥离时，若轻微可尝试继续完成操作，若严重则应停止插管以免进一步损伤；若出现血管破裂，则要判断破裂部位，应用栓塞剂进行栓塞治疗。另外，在术中、术后注意监测患者的生命体征。

4. 血栓形成或栓塞 血栓形成是血管性介入治疗的主要并发症之一，多在手术后4小时内出现。可表现为栓塞动脉的搏动减弱或消失、温度降低、皮肤苍白，早期感觉迟钝、后期感觉过敏甚至疼痛。

（1）主要发生原因：①导管的因素（表面不光滑、肝素盐水洗管不彻底、在血管内停留时间过长）。②血管内膜损伤后血小板沉积。③血管痉挛，血流受阻。④动脉粥样硬化斑块脱落。⑤异位栓塞。

（2）处理措施：①药物治疗，使用溶栓药（尿激酶、链激酶）。②手术治疗，可在血栓形成的急性期在血栓的远端，切开动脉应用球囊扩张导管将血栓取出。③对于陈旧性血栓、部分不全血栓，可继续观察。

5. 其他

（1）血栓性静脉炎：血管内皮损伤、血液淤滞、血液的高凝状态均可导致血栓性静脉炎。

（2）非血管损伤：大量对比剂进入非靶血管引起的意外损伤（瘫痪、高血压危象）。

（3）菌血症：介入放射器材消毒不严格，细菌进入血管。

（4）导管、导丝引起栓塞：导管、导丝在血管内打结或断裂后断端脱落引起栓塞。

二、经皮穿刺活检术

经皮穿刺活检术是指应用介入放射技术，在多种影像导向设备的监视下，选择合适的介入放射器材，经皮穿刺器官或组织，获取临床需要的细胞学或组织学标本，从而达到病理学或细胞学诊断要求的方法。经皮穿刺活检术是一种安全、微创、有效的诊断技术，全身各部位均可应用。

（一）术前准备

经皮穿刺活检术术前除进行必要的患者检查、药品准备、方案制订外，最重要的就是穿刺器材和影像导向设备的准备。穿刺活检成功率的高低与导向设备关系密切。临床上常用的影像学导向设备有电视透视、CT、USG和MRI等。伴随着科技的发展，医学影像设备和操作技术也取得了迅猛进步，将两种及以上的影像设备组合应用于介入放射手术操作过程中也显示出了广阔的前景。病变所在部位的位置、形态、大小、范围，甚至患者的经济能力等，都是选择合适影像导向设备的重要依据。

1. 电视透视 具有简便直观、经济实惠和方便定位等优点。在电视透视引导下操作可实时、多角度观察进针方向与深度，根据情况随时进行调节，在四肢骨骼和胸部的穿刺活检中广泛应用。如果选用单向透视机，可先在一个轴面透视确定穿刺针位置，然后缓慢转动患者至另一个轴面透视定位，即可立体定位确定穿刺针实际的方向与深度。选用C形臂透视机或双向透视可以更加方便快捷地确定穿刺针位置。

2. CT 具有较好的密度分辨率。脏器内部的病变可以显示更加清楚，同时又能明确周围组织结构与病灶的毗邻关系，在胸腹部和其他复杂部位的穿刺活检中应用较广泛。CT导向下的穿刺活检术成功率高、诊断率高、并发症少。缺点是CT导向最适宜轴位穿刺时应用，其他角度倾斜的穿刺对技术要求高，同时其操作时间长，费用较高。现在已推出CT透视技术，更有利于CT导向下介入技术的推广。

3. USG 具有简便灵活、适配性高、无放射性损害等优点。超声导向下可以准确了解病灶的位置、深度、大小和周围组织结构情况，腹部脏器缺乏自然对比，尤其适用超声设备导向。常规超声仪不带穿刺探头，穿刺针一般从检查探头旁穿刺，再由检查探头实时监视穿刺深度和方向进行调节。有的超声仪带穿刺探头或穿刺探头支架，穿刺针从选择好角度的穿刺槽孔直接插入，根据穿刺探头提示的穿刺线路，显示穿刺进针的整个过程，可以观察进针方向和进针深度，活检的准确性和成功率大大提高。

4. MRI 具有无电离辐射、能多轴面成像等优点。MRI导向下的穿刺活检术也已开始应用于临床。但是由于MRI特殊的成像方式，常规的不锈钢穿刺针无法应用于MRI导向下的穿刺活检术，虽然为了减少干扰已生产出钛合金或镍铬合金制成的穿刺针，但MRI导向下放射穿刺活检术仍受到诸多限制，且价格昂贵，短时间内不能广泛应用于临床。

（二）操作方法

1. 抽吸活检术 首先将抽吸活检针在影像导向设备引导下穿刺进入病灶，核实针头位置，确定针头位于病灶预定位置内，然后退出活检针内芯，连接上5ml或10ml注射器，在负压状态下反复小幅度退出和推进穿刺针数次，以更好地确保病灶细胞或病变组织抽吸入针芯内（图4-2-3），最后将注射器内抽吸物送活检。抽吸结束后，只需保持注射器与针内腔的负压状态拔出抽吸活检针，不可以继续抽拉注射器。针尖即将退出皮下组织、皮肤的瞬间，为防止针头内腔的标本吸入注射器内，增加涂片困难，应立即停止负压抽吸。如抽吸出的是血性液体，考虑穿刺针已穿入血管内，应重新穿刺。

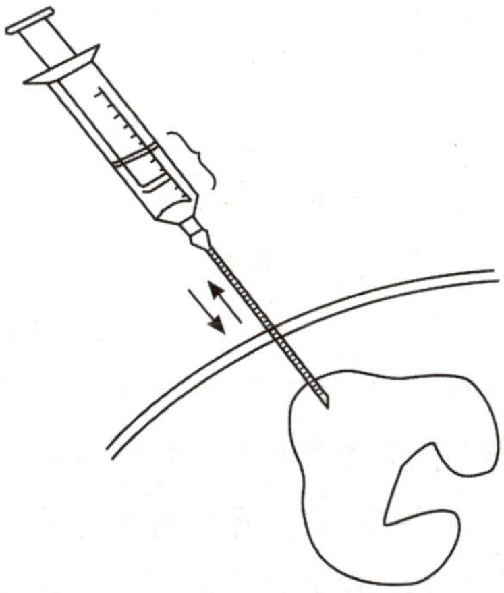

图4-2-3　抽吸活检术

抽吸活检针退出体外后，轻推注射器，将针头内腔的病灶细胞或病变组织推注在载玻片上，然后推片、固定。若标本物质较多，可多涂几张玻片。最后一起将其送病理室进行进一步细胞学检查。

为减少穿刺点出血，在抽吸活检针退出的瞬间，将无菌纱布覆盖穿刺点并压迫。

2. 切割活检术 切割活检术是为了对病变进行组织学检查而获取病变组织标本的方法，与细胞学诊断相比，其诊断特异性与敏感性均明显提高。

首先将切割穿刺针在影像导向设备引导下经皮穿向病灶，针头进入病灶边缘即可停止进针，然后向前推进切割活检针针芯，保持针芯不动，再继续向前推进切割针套管。套管前进过程中，会将封存于套管与针芯槽口内的组织一并切下（图 4-2-4），最后将切割穿刺针整体退出。

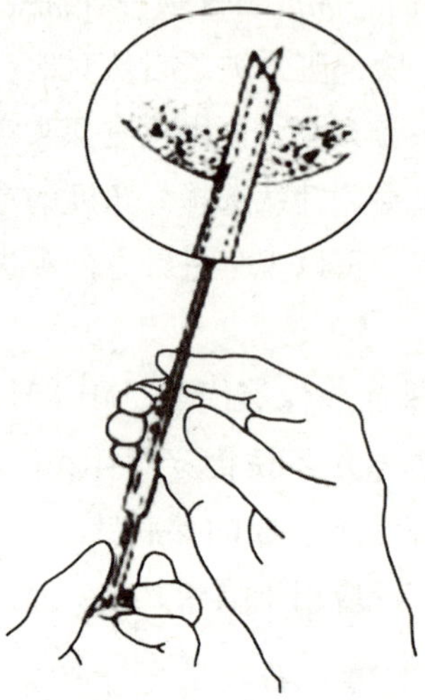

图 4-2-4 切割活检术

自动活检枪切割标本的原理与切割穿刺针活检术类似。活检枪常见有两种类型：一类自动活检枪在穿刺时针套尖与针芯平齐，到达病灶边缘时按动枪栓，针套会快速弹射入病灶内并切取组织；另一类自动活检枪结构与切割针类似，推进针芯进入病灶后按动枪栓，针套会快速弹射并切取病变组织。

由于部分肿瘤组织中心常有坏死出现，生长活跃区一般为肿瘤边缘部分，所以在标本取材时，应尽量选择在肿瘤边缘部分切取。切割针退出体外后将针芯推出，取出病灶组织条，将标本放入无水乙醇或 10%福尔马林液中，送病理进一步检查。

（三）并发症

虽然穿刺活检方法各不相同，但表现出来的包括出血、疼痛、诱发肿瘤转移和感染等并发症大体一致。并发症的发生率与穿刺针类型、直径，以及穿刺部位的选择关系都比较密切。进行肺部穿刺时，如选用 18G 穿刺针，气胸的发生率约为 49%；如选用 21~23G 穿刺针，气胸的发生率约下降为 5.1%。使用细针穿刺较切割针行前列腺活检时，并发症发生率也下降为 10%左右。

经皮穿刺活检术术后疼痛多为轻度，1~2 天内即可自行消失，无须处理，若出现剧烈疼痛，考虑神经或血管受损，给予镇痛药物对症处理的同时，还应给予抗感染药物和止血药物处理。使用粗针或较粗切割针时，可能会导致穿刺靶器官内或穿刺通道出血，少量出血可自行停止，使用止血药物无效的活动性出血应请外科协助处理，以排除严重并发症发生的可能。经皮穿刺活检术术后感染多与皮肤消毒不严格或穿刺器械有关，一旦发现感染体征或症状，应及时使用足量抗感染药物治疗。气胸多在肺部穿刺后即刻发生，少量气胸可自行吸收，中量或大量气胸应及时请外科协助采取负压引流或抽气的方法治疗。

三、经皮穿刺引流术

经皮穿刺引流术（percutaneous puncture drainage）是指在医学影像导向设备引导下，利用穿刺针、引流管等介入器材，经皮穿刺进入体内液体潴留处并留置引流管，将体内病理性积液抽吸引流出体外达到诊断和治疗目的的介入方法。

人体器官组织、体腔或管道内的生理性胆汁、尿液、胰液或病理性血肿、积液、脓肿等体液淤积达到一定容量时，组织器官的功能、形态等会发生异常，伴随病理体征甚至出现危及生命的临床症状。穿刺引流术常用于全身各部位的囊肿、脓肿、胆道或泌尿道梗阻、浆膜腔积液、颅内血肿的穿刺引流。不仅可以应用抽出液进行细菌学、细胞学和生化检测，根据结果指导用药或做出鉴别诊断，还可以经引流导管进行液体引流、局部抗炎、无水乙醇注入等治疗，达到减压、消炎与囊肿灭能等目的。

（一）术前准备

1. 患者准备 术前常规行血、尿、粪便、出凝血时间等检验，必要时增加凝血酶原时间，肝、肾、心功能检测等，行碘过敏试验；由医师结合临床超声或CT等影像学资料，仔细分析，确定最佳引流途径；与患者及其家属沟通，告知整个治疗过程，说明可能出现的并发症，取得配合同意并签字；术前2~4小时禁食，术前30分钟肌内注射解痉镇静药。

2. 设备及器材准备 经皮穿刺引流术须在DSA、电视透视、超声、CT或MRI等影像设备监视下进行。经皮穿刺引流术多数只需选择一台导向设备，有时则需联合运用（如超声与DSA或CT联合等）。根据脓腔位置、大小等情况选择合适的穿刺针与引流管。

3. 穿刺及引流通道设计 结合影像学资料，穿刺途径选择应尽量避开生理管道（胆管、血管等）、占位性病变和邻近脏器，必要时可先口服对比剂再行CT检查，以确认胃肠道与脓肿的位置关系。由于胃肠道位置随体位移动变化较大，故在穿刺时应结合即时影像学导向，定好进针位置、方向和深度。首先在皮肤上做好标记点，穿刺部位消毒、铺无菌洞巾，局麻，然后用21~23G细针穿刺，取得患者配合，在浅吸气后屏气，立即穿刺，穿刺针到位后平静、缓慢浅呼吸。拔出针芯，经鞘管注入1~3ml稀释对比剂，明确穿刺位置是否准确，同时可以直观观测引流区的位置、形态、大小、部位，以及与毗邻器官的关系，观察有无窦道等，再用18G穿刺针按上述部位与方向穿刺插管。为防止脓液经穿刺口漏入体内，在脓肿穿刺时，引流管道中脓肿壁与脏器表面之间应包含不少于1cm的正常组织，同时尽量兼顾最短引流途径。

（二）操作方法

1. Seldinger技术 Seldinger提出的穿刺技术最初主要用于血管穿刺术，此方法后来慢慢也转用于非血管性操作技术中。在确定最佳引流途径后，穿刺部位消毒、铺无菌洞巾，皮肤穿刺点局麻，局麻皮丘以5~10mm直径为宜，然后做皮下麻醉，边回抽边注入麻醉药物，达病变脏器包膜位置停止麻醉。皮肤上做2~4mm与皮纹平行方向小切口，如选择较粗引流管，切口长度也以略小于引流管外径为宜。穿刺针经切口按照预定方案向引流中心穿刺，在进针时必须取得患者配合，在浅吸气后屏气，立即穿刺，以免穿刺针切割损伤组织。穿刺针达预定深度时，退出针芯，经鞘管接注射器抽吸，如有引流液吸出，取少许做生化检测或细胞培养。如无引流液吸出，插入针芯，将针退出，改变穿刺方向再重新进针，直至有引流液抽出。套针确定进入引流部位后，交换引入导丝，退出套针，在导丝引导下引入扩张管，最后交换置入引流管，退出导丝，经置入的引流管冲洗脓腔，吸尽脓液，造影证实引流管侧孔段全部都在引流区内后，在体表缝扎或用固定盘等方式固定引流管，接上引流袋。为防止脓液经穿刺口漏入体内，在脓肿穿刺时，引流管道中脓肿壁与脏器表面之间应包含不少于 1cm 的正常组织，同时尽量兼顾最短引流途径。

2. 直接穿刺技术 引流管与套管针套合在一起，在超声或 CT 等导向设备的精确导引下，将套管整体穿入空腔脏器内，确定穿刺针到位后，推入外面导管的同时回撤套管针，最后留下引流导管，固定引流管后，接上引流袋，直接用于引流。

3. 内–外引流技术 梗阻性黄疸，胆汁淤积时，为了既能有效降低胆道内压力、缓解黄疸，又能避免单纯外引流引起的胆汁大量流失而导致水、电解质平衡紊乱及消化功能障碍，常选用经皮经肝胆道内–外引流技术。

经皮经肝胆道内–外引流术是经皮经肝穿刺，将较长的多侧孔引流导管部分侧孔段置于胆道梗阻部位以上扩张的胆管内，头端通过胆道狭窄段置入十二指肠或梗阻段远端的胆总管，尾端留置于体外，使淤积的胆汁在经侧孔引入胆总管下段或十二指肠的同时经引流管作体外引流，称为胆道内–外引流术（图 4-2-5）。

经皮经肝胆道内–外引流术既保留外引流通道以防止侧孔堵塞方便引流管的定期冲洗，又便于行胆道造影复查了解病情，也可为下一步行胆道球囊扩张术及内支架置入术等治疗方式预留通道。除此之外，部分胆汁经侧孔流入胆总管下段或十二指肠，可防止胆汁丢失过多引起的电解质紊乱和消化不良等症状。经皮经肝胆道内–外引流术的缺点是患者需长时间携带引流管，造成生活不便，容易感染，甚至引流管脱出，护理烦琐。此技术适用于生存期较短或经济情况不允许做胆道内支架置入的患者。

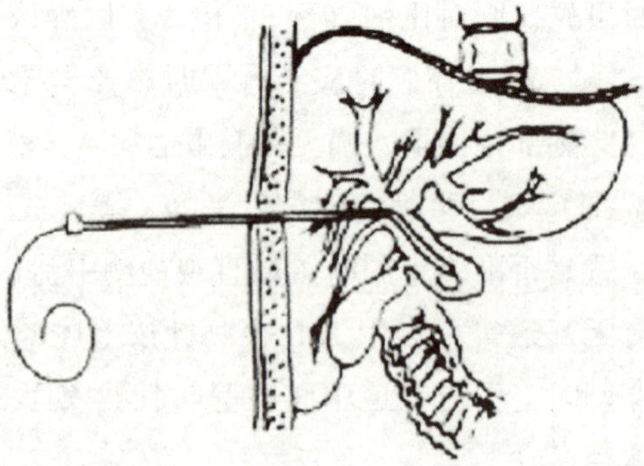

图 4-2-5　经皮经肝胆道内–外引流术

（三）注意事项

引流管侧孔段应尽量置于引流区的最低处；定期行引流管的冲洗，防止引流管堵塞。引流期间，嘱患者严禁牵拉引流管，以防出血及脱出。如体表缝线失去固定作用，应重新缝线固定引流管或改用固定盘进行固定。

（四）并发症

1. 穿刺部位出血或血肿形成　少量出血一般无须处理，严重出血不多见。

2. 脏器损伤　与反复穿刺或穿刺入路选择不当有关。提前设计好合理穿刺方案可避免或减少脏器损伤。根据脏器损伤的程度采取动态观察或对症处理，必要时行手术探查治疗。

3. 导管堵塞或脱位　应定期行引流管的冲洗，如发生引流管堵塞可先用生理盐水冲洗导管，必要时可在透视监视下送入导丝清理堵塞物，必要时更换导管。避免牵拉导管，选用可靠的固定器材防止发生导管脱落。

4. 其他并发症　疼痛、感染、气胸、出血等。规范操作，严格注意事项，以避免此类并发症的发生。一旦出现及时对症处理。

第三节　临床应用

一、经皮血管穿刺术的临床应用

视频：颈动脉造影

经皮血管穿刺术是血管内介入放射学的基础和关键，所有的血管内介入放射技术都必须以建立血管通道为前提。多种血管内治疗技术与血管造影诊断技术的基础就是经皮血管穿刺及其引入导管后建立起的血管通路。血管造影属于一种微创的检查诊断方式，可对临床多种疾病的诊断提供可靠、准确的支持，有利于选择更加合适的治疗方案。为了在选择治疗方案时能提供最直接的证据，血管内治疗前均首先做血管造影诊断。临床中常用的血管内介入技术包括经导管血管栓塞术、经皮腔内血管成形术、经导管药物灌注术、下腔静脉滤器置入术等。近年来，随着介入新技术、新方法、新工艺、新器材的不断涌现，其他一些血管内介入技术的应用也逐渐增多，经皮血管穿刺术的临床应用也必将越来越广泛、深入。

二、经皮穿刺活检术的临床应用

视频：经皮肺穿刺术

一些单纯从影像学角度难以明确性质的病变，可以通过经皮穿刺活检术取得组织学、细胞学资料，依此做出明确的定性诊断和鉴别诊断，在治疗方案的制订、选择及后期随访、预后评估等方面均具有重要意义。

（一）肺活检术

1. 适应证

（1）肺内结节或肿块性病变，性质难以确定。

（2）肺内慢性浸润性病变或久治不愈者。

(3) 不宜行开胸手术或拒绝开胸手术的肺内恶性病变，须明确病变的组织类型，以便制订治疗方案。

(4) 肺内实变需要做微生物学检查者。

(5) 肺部转移瘤须明确其性质和来源。

2. 禁忌证

(1) 不能配合、无法屏气、躁动不安、剧烈咳嗽者。

(2) 重度肺功能障碍 [(如重症肺气肿与肺源性心脏病 (肺心病)] 者。

(3) 凝血功能障碍者。

(4) 肺大疱、肺气囊评估必须通过穿刺路径者。

(5) 肺内血管性病变 (如动脉瘤、动静脉畸形)。

(6) 穿刺通道有重要脏器者。

3. 导向手段 肺组织自然对比良好，可首选简便、实时、经济、实用的电视透视作为肺部穿刺的导向手段。位于纵隔、胸膜内的病灶，或者肺内小病灶及其他透视下显示不满意的病变或部位，可以选择穿刺更安全、准确性更高、并发症更少的 CT 作为穿刺的导向设备。USG 可以多方位、实时观察病变和穿刺针头进入情况，但是肺部富含气体组织，USG 在肺部穿刺中应用较少，一般用于靠近胸膜或胸膜处的病变。

4. 操作方法 穿刺前认真阅片，仔细分析，结合患者的各种影像资料，确定合适的进针部位、进针方向和深度等。为方便操作，以侧胸壁肋间隙为穿刺点时，患者取仰卧位；以前、后胸壁为穿刺点时，患者取侧卧位。穿刺部位确定后，常规消毒铺无菌洞巾，局部麻醉可深达胸膜，于肋上缘或肋间隙中点，垂直或水平进针，穿刺针要通过胸膜时嘱患者屏气，针刺入病灶后让患者保持平静呼吸，即可进行活检。拔针后，再次透视或扫描观察有无气胸发生 (图 4-3-1)。

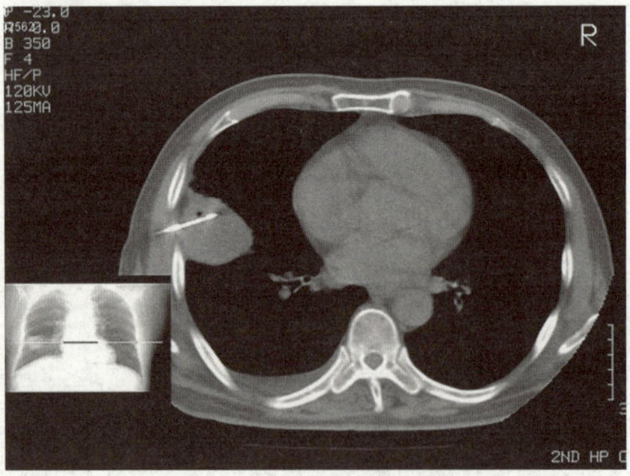

图 4-3-1 肺内肿块活检术

5. 注意事项 进针时角度不宜倾斜，倾斜进针时进针方向难以把控，尤其是深部病灶，若用细针穿刺更易偏离病灶方向；避免多次穿破胸膜，如一次未刺中靶目标，应先将穿刺针退至胸膜下，调整角度后再行穿刺，禁止完全拔出后多次穿刺，同时穿刺针进针时应尽可能避开叶间胸膜，减少对胸膜的损伤；C 形臂为单向透视，有利于明确病变同针尖的关系，操作时无须翻动患者，只须转动机架即可；若为固定球管单向透视，操作时可能需要翻动患者，会增加发生并发症的可能性；患者在穿刺过程中和穿刺后2小时内应避免用力咳嗽。

6. 并发症及其处理　经皮穿刺肺活检术的主要并发症有咯血、气胸和局部肺出血等。如果选择细针穿刺可明显降低并发症的发生率。经皮肺活检有较高的临床意义，对患者无过分损伤，同时简便易操作。取材标本的细胞学检查诊断速度快，恶性肿瘤的诊断准确率达85%~98%，若两次活检为阴性，有98%的可能性排除恶性肿瘤。

（二）肝活检术

影像导向下经皮穿刺肝肿块活检术已被广泛采用。以往采用细针（21~22G）检查，只能依靠细胞学诊断进行良恶性肿瘤的鉴别，却无法对特殊组织类型作出判断。近年来多采用粗针（16~20G）检查，能取得较大组织块，且随着病理技术改进，准确率可达90%。

1. 适应证　鉴别病变良恶及类型，确定患者治疗方案。

2. 禁忌证　不可纠正的出血体质者，没有安全的活检穿刺道者，无法配合者。

3. 导向手段　肝穿刺活检术的主要导向设备是USG或CT，导向手段的选择多取决于术者的习惯与医院条件。USG的探头侧方或中心可插入穿刺针，可在显示器上实时监视进针的方向、部位与深度；也可以首先用USG定位，测量进针深度与标志出进针方向后，徒手进行穿刺，穿刺过程中，在旁边加一探头实时观察。操作中如无法通过探头观察到穿刺针，则可能探头方向或针的方向不对，针头可做短距离的抖动操作，便于探头进行观察。USG设备导向对于浅表病灶和体重轻患者应用效果最好，病灶越深、患者体重越重，则操作难度越大。当然这也与术者的技术水平密切相关。随着CT设备使用的发展和功能的完善，同时也因为CT的密度分辨力高，对超重或肥胖者病灶，以及深部病灶的观察更容易，目前以CT为导向手段的操作也越来越多。

4. 操作方法　确定穿刺点，选取合适体位，局部皮肤消毒、铺无菌洞巾与局部麻醉后即可行穿刺。采用超声设备导向时，固定好探头，嘱患者屏住呼吸，迅速将穿刺针沿穿刺引导架插入肝脏，观察针尖的强回声点，确保针尖准确后，沿探头方向继续插入，明确针头位置无误后即行肝肿块活检术。

5. 注意事项　为求得最佳穿刺点，患者多取仰卧位，偶用侧卧位、斜位或俯卧位；为提高穿刺的准确性，无特殊情况一般取最短距离；穿刺时尽量避免经过胆囊、肺组织、胸膜及胃肠道，同时设计穿刺通道时也应避开肝段以上和肝门的胆管与血管；如对一些浅表的富血管性肝肿瘤进行活检，为防止或减少出血，设计穿刺通道时选择通过较多的正常肝组织穿刺更为安全。

经皮肝穿刺活检术的安全性好，并发症少，细针穿刺时并发症发生率较粗针穿刺时减少50%，发生严重并发症的可能性更小。用细针行经皮肝穿刺活检术对肝脏恶性肿瘤的诊断特异性与敏感性均在90%左右，用粗针行经皮肝穿刺活检术对肝脏恶性肿瘤的诊断特异性与敏感性更高。

三、经皮穿刺引流术的临床应用

经皮穿刺引流术的主要应用范围：正常人体管道阻塞，从而引起的阻塞段以上液体过量潴留而导致的病理反应，如泌尿道、胆道等；实质性脏器内积脓或积液，如肝、肾、胰、脾等处的巨大囊肿或脓肿引起症状者；体腔内由于外伤、炎症等原因引起功能受损、脏器受压或毒性物质无法排出而损害机体时，如脓胸、气胸、胸腔积液、心包积液、盆腔或腹腔脓肿等。

（一）腔道梗阻性疾病

1. 胆道梗阻 胆管本身病变或邻近脏器病变压迫胆管造成胆道梗阻、胆汁淤积，肝内胆管扩张，并由此引发以直接胆红素升高为主的梗阻性黄疸。经皮经肝胆道引流术（percutaneous transhepatic biliary drainage，PTBD）是目前治疗胆道梗阻、缓解黄疸、控制感染的首选方法，包括外引流术、内-外引流术和内引流术，具体根据患者胆道狭窄情况、身体一般状况及患者意愿合理选择。

经皮经肝胆道引流术的适应证为各类良、恶性病变所致胆道狭窄、梗阻及梗阻后感染，建立胆道相关介入治疗的通路。禁忌证为不可纠正的凝血功能障碍，腹水，无法建立安全可靠的穿刺通道。

（1）经皮经肝胆道外引流术：准确确定进针途径，在超声或CT引导下经皮经肝穿刺，反复交换介入器材，最后将引流管置于梗阻部位以上扩张的肝内胆管内，引流淤积胆汁至体外，以降低胆道内压力、缓解黄疸。外引流术的缺点：①胆汁大量流失，易导致水电解质平衡紊乱及消化功能障碍。②患者需长时间携带引流管，造成生活不便和精神负担，容易感染，甚至引流管脱出，护理烦琐。此方法适用于胆道完全梗阻，引流管无法通过梗阻段的患者（图4-3-2）。

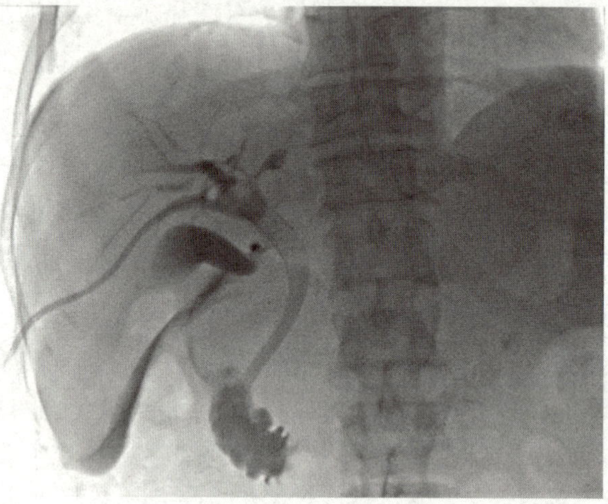

图4-3-2 经皮肝穿刺胆道外引流术

（2）经皮经肝胆道内-外引流术：是在经皮经肝胆道外引流术的基础上，选用较长的多侧孔引流导管，将其部分侧孔段置于胆道梗阻部位以上扩张的胆管内，头端通过胆道狭窄段插入十二指肠，尾端留置于体外，注意引流管侧孔段必须骑跨狭窄胆道的两侧，使淤积的胆汁经引流管同时，既做体外引流，又可引入胆总管下段或十二指肠，称为经皮经肝胆道内-外引流术（图4-3-3）。此技术既可防止胆汁丢失过多引起的电解质紊乱和消化不良等症状，也可保留外引流通道以防止侧孔堵塞、方便引流管的定期冲洗，又便于行胆道造影复查了解病情，也可为下一步行胆道球囊扩张术及内支架置入术等治疗方式预留通道。内-外引流术也存在患者须长时间携带外置引流管的困扰。此技术适用于生存期较短或经济情况不允许做胆道内支架置入的患者。

（3）经皮经肝胆道内引流术：即采用胆道内涵管（高分子材料制成，内径3mm、外径4mm的管形支架）将胆汁引流入十二指肠，有效解决梗阻性黄疸，同时避免外置引流管给患者造成的生活不便和精神负担，明显提高患者生活质量。

在胆道外引流或内-外引流术基础上，将原引流管周边的皮肤及肝包膜充分局部麻醉，透视下经留置的引流管推注稀释对比剂，了解狭窄、梗阻的位置及肝内外胆管分支情况。先用导丝经引流管插入肝内胆管，退出原引流管，顺导丝引入 Cobra 导管，反复旋转导管导丝，使 Cobra 导管越过胆道狭窄段进入十二指肠内。交换引入超滑超硬导丝，顺超硬导丝送入内涵管，使其跨过胆道狭窄段进入十二指肠。如胆总管高位梗阻，为利于胰液引流，内涵管的远端可仅越过狭窄段置于胆总管，不必进入十二指肠，也可避免肠液反流。胆总管低位梗阻（如胰头壶腹部肿瘤压迫胆总管），内涵管的远端必须越过胰管开口进入十二指肠（图 4-3-4）。

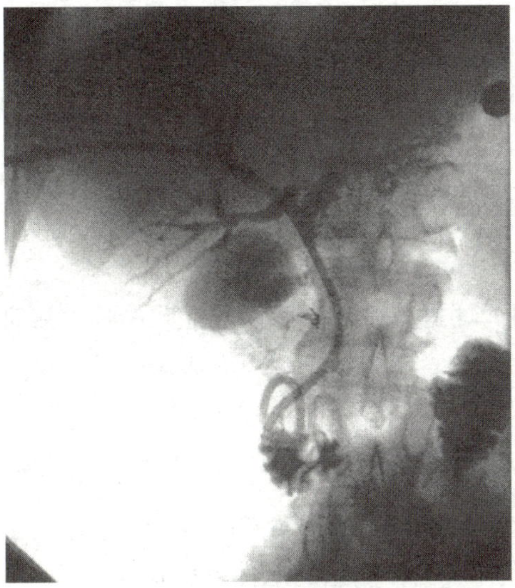

图 4-3-3　经皮经肝胆道内-外引流术

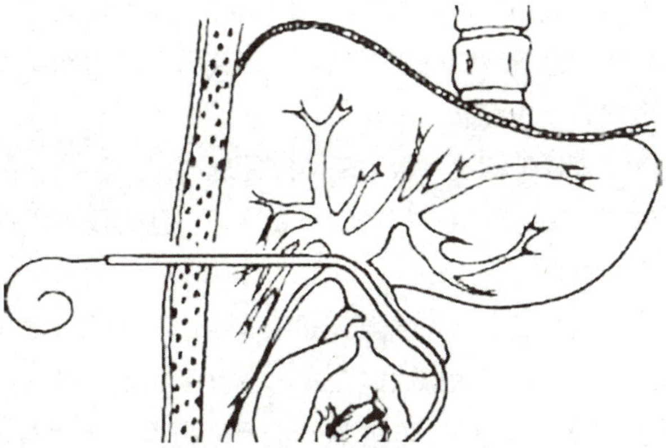

图 4-3-4　经皮经肝胆道内引流术

放置内涵管前后，为便于造影复查了解引流效果及内涵管位置，均需留置临时性外引流管 3~7 天，如无异常方可拔除外引流管，引流窦道会自行闭合。为防止胆汁经窦道漏入腹腔，可以经引流管送入 2~3 条明胶海绵至肝内穿刺通道，使之闭塞后再拔除外引流管。

此技术可用于各种类型梗阻性黄疸。在经皮经肝胆道内-外引流或外引流术后 1~2 个星期，全身状况改善，导丝能够越过胆道狭窄段，经皮肤穿刺点到胆管狭窄段的引流路径屈曲角度>90°或呈弧形者更合适操作。

引起胆道梗阻的原发性疾病决定胆道内涵管引流术后患者生存期长短。如果是良性疾病引起的胆道梗阻，可以痊愈。如果为恶性病变所致的胆道梗阻，采取血管性介入、全身支持等措施对原发性病灶综合治疗，也可提高 1~5 年生存率。

2. 尿路梗阻　自尿道口至肾的尿路任何位置都可能发生梗阻，引起肾功能损害、肾积水，甚至尿毒症。引起梗阻的常见原因有结石、炎症、创伤、结核、肿瘤等。尿路梗阻的治疗目的是引流梗阻尿液与解除梗阻原因，挽救肾功能。引流梗阻尿液的介入放射技术经皮穿刺肾盂造口术。

（1）适应证：包括明确尿路梗阻原因；缓解尿路梗阻所致的上段输尿管和肾盂肾盏扩张；灌注药物或扩张狭窄的输尿管；输尿管瘘做上段尿分流；肾结核合并梗阻性肾衰竭倾向；引流后做其他介入治疗，如活检、取石或肾镜检查等。

（2）禁忌证：活动性肾结核，凝血障碍性或出血性疾病等。

（3）操作方法：患者取俯卧位，做好肾盂体表标记点，选择最佳穿刺方向与穿刺点，超声或透视监视下于第十二肋下脊柱旁肾盂方向垂直穿刺进入肾盂后造影，肾盏显影后再于腋后线肋缘下取下肾盏穿刺点，监视下在腋后线选好最佳穿刺点与穿刺方向，同时测量好穿刺深度与角度，选择

Seldinger 法或 Cope 法尽可能穿入下肾盏深处抽得尿液，并逐步置入引流管。

（4）注意事项：因为斜向穿刺肾盏难度较大，反复穿刺易造成肾脏损伤，尤其是容易伤及大血管，故宜用细针穿刺技术。常见并发症有疼痛、出血、尿瘘、感染与毒血症、尿囊肿、肾周围脓肿、导管阻塞等，尽量规避，如已出现尽快对症处理。

（二）实质性脏器的囊性病变

1. 肾囊性病变 肾囊性病变包括单纯性肾囊肿和多囊肾。单纯性肾囊肿常为孤立的单侧病变，周围肾实质受压变薄，CT 显示边界清楚光滑，临床多无症状，偶体检发现。多囊肾表现为两侧肾脏可见多个大小不一、深浅不等的囊肿，囊肿较大可引起患者疼痛不适、肉眼血尿与腰部肿物急性感染等症状。当肾组织受压明显时，则会出现肾功能受损，伴随慢性肾功能不全，导致尿毒症，部分患者可出现高血压症状。

肾囊性病变一般采取对症处理或保守治疗，仅在出现严重并发症或产生明显症状影响生活时考虑治疗，因介入治疗创伤小、效果好、见效快等优点，多被选为首要治疗手段，介入治疗又以穿刺引流术为首选。

（1）适应证：包括压迫尿路引起肾积水、周围肾实质萎缩、结石或肾静脉血栓形成而致蛋白尿，大囊肿压迫肾动脉引起胀痛、高血压，囊肿感染，囊肿引起患者情绪不稳定者。

（2）禁忌证：包括肾功能严重损害，无法纠正的出血体质，已确诊的恶性肾囊肿。

（3）操作方法：患者取俯卧位，在 CT 或超声设备监视下，确定穿刺点后消毒、铺无菌洞巾，局部麻醉后用 21G 针穿刺，嘱患者缓慢吸气屏住气后按原确定好的穿刺方向进针，控制穿刺深度，穿刺针到达位置后，嘱患者平静呼吸抽吸囊液，再注入少量对比剂用 CT 或超声观察穿刺针的位置、深度，将穿刺针穿向体位最低处，将囊液尽可能抽尽，注入对比剂观察有无外漏，若没有与集尿系统相交通或对比剂外漏的征象，则可经穿刺针注入抽出液体总量 25%~50% 的无水乙醇，并每隔 5 分钟转换体位一次，15 分钟后抽出注入的全部乙醇，拔管。无水乙醇每次注入 50~60ml 以内最为安全，因人而异，但是控制总量最好不超过 200ml。如有剧烈疼痛，应立即停止注入无水乙醇，改用其他药物（图 4-3-5）。

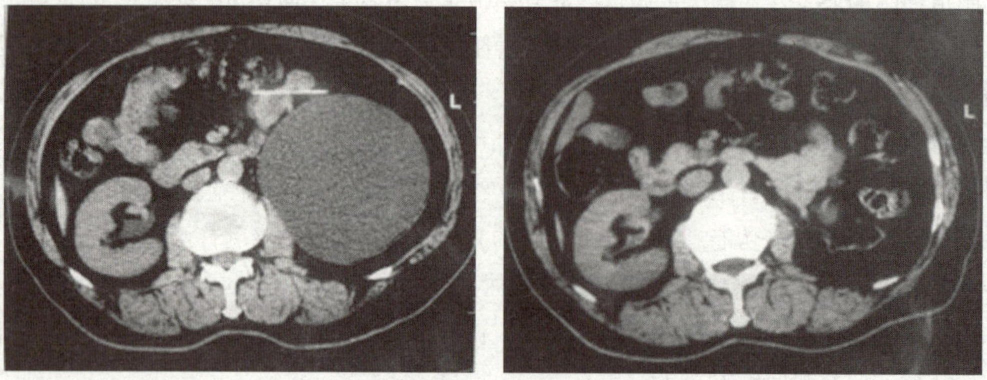

（a） （b）

图 4-3-5 肾囊肿经皮穿刺引流术

（a）术前；（b）术后。

（4）注意事项：严格无菌操作，避免将无菌囊肿变成感染囊肿；在影像设备监视下嘱患者配合吸气后屏气，穿刺直达囊肿；穿刺针进入囊腔后，为避免抽液后囊壁塌陷而使穿刺针针头脱离囊腔，可将穿刺针针头推至囊肿最低处，抽液时灵活使用三通开关，可以有效防止空气进入囊腔；感染性或恶性囊液可能囊液混浊或为血性，良性囊液一般为淡黄色清澈透明，为减少假阴性的机会，应将全部囊液做离心沉淀后检验；多囊肾的抽吸应首选最大的囊腔，并尽量争取一针能通过几个囊腔，先抽吸远离皮肤穿刺点的囊腔，最后抽吸距皮肤穿刺点最近的囊腔。

2. 肝囊肿　肝囊肿是临床常见病，小囊肿无须特殊治疗，较大囊肿压迫周围组织产生临床症状时需进行治疗。目前，超声引导下肝囊肿穿刺引流术因创伤小、安全简便、并发症少、疗效好和恢复快等优点已取代外科开窗引流术，成为治疗肝囊肿的首选方法。

（1）适应证：为直径超过 3~5cm 的单纯性有症状的肝囊肿；肝囊肿合并出血或感染；多囊肝产生明显周围脏器压迫症状；巨大或多房性肝囊肿需引流硬化治疗；不适合手术的肝囊肿。

（2）禁忌证：严重心、肝、肾功能不全，凝血功能障碍或有出血倾向，酒精过敏不能耐受乙醇类硬化剂，囊肿与胆道交通，先天性肝内胆管囊状扩张。

（3）操作方法：确定肝囊肿的位置、大小、形态及与毗邻血管等重要脏器关系，选择合适体位，一般以既离体表近又能避开胆囊和血管、有利于操作为原则确定穿刺点，明确穿刺路径，测定进针角度与深度。术区皮肤常规消毒、铺无菌巾，局部麻醉后，在超声引导下将穿刺套管针或经皮肝穿刺胆道造影（percutaneous transhepatic cholangiography，PTC）穿刺针穿刺至囊肿内部，穿刺深度以达到囊肿的 1/3~1/2 深度为宜，拔出针芯，见囊液流出，接三通或延长管及引流袋。抽液过程中，影像设备实时监控，尽量将针尖保持在囊肿的中心部位，防止针尖紧贴囊肿壁，造成抽液不畅、不尽或划伤囊壁。抽尽囊液并计量，确定囊腔未与胆系相通后，用生理盐水冲洗囊腔，为避免疼痛可先注入适量利多卡因，抽净囊液并向囊腔内注入无水乙醇或其他硬化剂。注入无水乙醇量为抽出囊液的 25%~50%，一次注入无水乙醇量不宜超过 200ml，避免引起酒精中毒。留置无水乙醇于囊内 3 分钟后再尽量抽净，重复此操作 3 次。

（4）注意事项：严格无菌操作，避免将无菌囊肿变成感染囊肿；穿刺路径设计应使肝包膜至囊肿壁的距离大于 5mm，避免乙醇外渗刺激肝包膜或腹膜；造影确定囊肿未与胆系相通方可注入无水乙醇；为防囊内压力过高使乙醇外溢进入体循环，囊内注入的无水乙醇量必须小于抽液量；若无水乙醇抽出量明显多于注入量，则表明囊液未抽尽，此次硬化治疗无效；感染性或恶性囊液可能囊液混浊或为血性，良性囊液一般为浅棕色或淡黄色清澈透明样，为减少假阴性的机会，应将最初 20~50ml 囊液做常规细菌学或细胞学检查；多发囊肿治疗应首选最大的囊腔，并尽量争取一针能通过几个囊腔，先抽吸远离皮肤穿刺点的囊腔，最后抽吸距皮肤穿刺点最近的囊腔；避免气体进入囊腔而显示不清或致使无水乙醇不能接触囊壁而影响疗效；留置引流管每日观察并记录引流情况，一般 7~10 日内拔管，若囊液排出量>50ml，应延长留置引流管时间并再次行无水乙醇硬化治疗。

（三）体腔积液

体腔积液经皮穿刺引流术是指在医学影像设备引导下，经皮穿刺置入引流管至脓腔或病理性积液体腔内，将脓液或病理性积液引流出体外的介入治疗技术。该技术具有创伤小、见效快、疗效好等优势，目前已成为大多数脓肿和体腔病理性积液治疗的首选方法。

1. 适应证　胸腔、腹腔、盆腔脓肿或积液，肝、胰、脾、肾等腹腔实质性脏器脓肿，其他病理性积液或脓肿。

2. 禁忌证 无法纠正的凝血功能异常，严重心肺功能不全，无法建立安全可靠的引流通道，患者无法配合。

3. 操作方法 认真阅片、详细分析患者 CT、超声等影像学资料，明确液体潴留的程度和范围，避开血管、神经、脏器等重要组织，设计可靠、安全的穿刺路径。在超声或 CT 导向下，根据穿刺路径的难度与风险、脓腔大小、术者的习惯与经验等采用套管法或细针穿刺引流法穿刺进入脓腔或体腔，置管引流。

4. 注意事项

（1）套管法穿刺，选择最佳引流路线和确定病灶位置后，要求穿刺一次成功。

（2）脓液黏稠的脓肿应选择 14F 或管径更大的引流管。

（3）分隔多房性或多发性肝脓肿有时需要同时插入 2~3 根引流管，单个残留脓腔较大者，必要时可以追加一根引流管。

（4）引流管置入后，每天用抗生素等渗盐水（如 2 万~3 万 U/100ml 的庆大霉素盐水）经留置引流管反复冲洗脓腔，直至引流液不再混浊，每天记录引流情况和引流量，定期检测血常规，在无液体或脓汁排出且血象和症状明显改善后，关闭引流管 2~3 天，如无疼痛或发热症状出现，再做脓腔造影或其他影像学检查证实脓腔缩小、消失，即可拔管（图 4-3-6）。

超过 90%的患者可以达到治愈性引流（引流治疗后脓腔完全消退），5%~10%的患者达到部分成功（引流后需手术进一步治疗）。

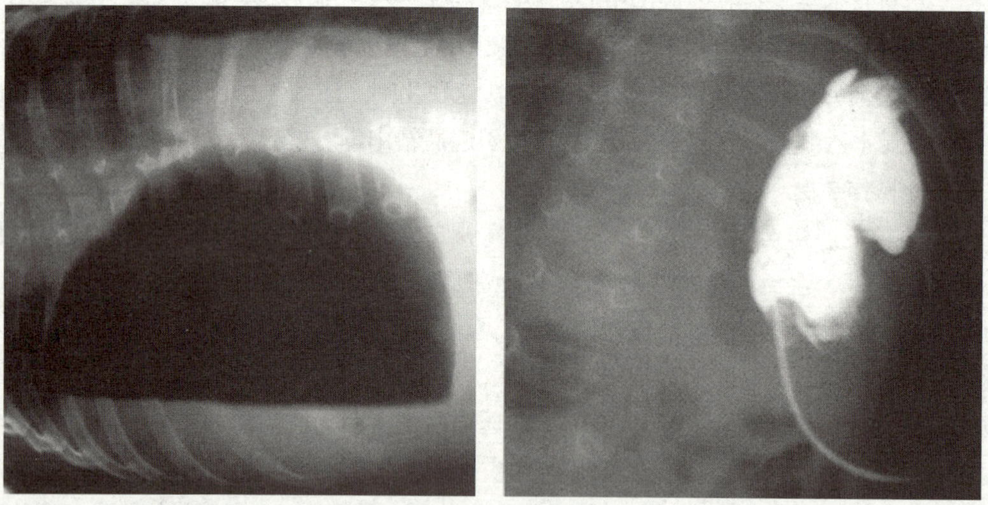

（a）　　　　（b）

图 4-3-6　腹腔脓肿引流术

（a）术前；（b）术后。

▶知识拓展

经皮脐血管穿刺术

经皮脐血管穿刺术（fetal blood sampling，FBS）为在超声引导下进行脐血管穿刺的方法，目的是获取胎儿血，以便在产前诊断胎儿先天性疾病。FBS 取血量为 6~8ml，对胎儿循环无影响，可重复进行，且安全性较好。直接进入胎儿循环对产前诊断及治疗是非常重要的。FBS 可用于快速核型分析、胎儿宫内感染的诊断、胎儿血液系统疾病的产前诊断与风险估计、胎儿生长受限

（intrauterine growth retardation，IUGR）的检测及胎儿宫内状况的评估，以及对胎儿溶血性贫血进行宫内输血治疗等。

1. 适应证　羊水穿刺后见染色体嵌合体；为评估胎儿血液系统疾病。

2. 经脐静脉采样胎儿血标本，包括脐带穿刺术（在胎盘脐带根部或游离脐带部分）和肝内静脉穿刺术。脐带穿刺术既可以取样，也可以注射药物进行治疗。

3. 操作方法　经腹操作，18 周后使用 20~22G 号穿刺针在超声引导下实施。使用 20~22G 号穿刺针经腹部在持续超声引导下刺入脐静脉。胎盘位于子宫前壁者，建议穿刺点选在脐带根部；后壁胎盘者，建议穿刺脐带游离部分或肝内血管部分。穿刺针达到目标部位后，予以少许生理盐水冲洗以确定位置无误，注意避免穿入脐动脉，使用注射器抽吸血液样本，最初的样本需要经显微镜下评估平均红细胞体积（全自动血液分析仪法）或经 Kleihauer-Betke 实验确认血液来源于胎儿。经脐带路径失败者可以使用肝内静脉穿刺路径，此路径的主要优点是避免脐带相关的并发症、减少胎儿失血和胎盘血肿风险，同时保证血液来源于胎儿。

4. 并发症　胎儿丢失是最可能的并发症。胎儿丢失的风险因素有胎儿畸形、胎儿生长受限和孕周不足 24 周。

考试知识点总结　　**本章小结**

协和云课堂……　拓展练习及参考答案

（韩晓磊　于海燕）

教学课件

第五章　经导管动脉药物灌注术

微课：经导管动脉药物灌注术

学习目标

素质目标

（1）具有精细导管操作与应变素养。

（2）具有精准药物灌注与关怀理念。

知识目标

（1）掌握：经导管动脉药物灌注术的概念、基本原理、所需器材的种类。

（2）熟悉：经导管动脉药物灌注术的操作方法。

（3）了解：经导管动脉药物灌注术的临床应用。

能力目标

（1）能够使用介入放射学的常用基本器材。

（2）能够辅助介入医师做好经导管动脉药物灌注术的术前准备、完成手术操作及术后处理。

案例导入

【案例】

患者，男，63 岁。以“咳痰带血 3 个月，伴气短 1 个月”入院。增强 CT 示肿瘤位于肺门，侵袭肺动脉、压迫支气管。肿瘤已经无手术切除机会。

【问题】

对于该患者可以采取哪种治疗方法？

·核心知识拆解·

经导管动脉药物灌注术（transcatheter arterial infusion，TAI）是介入放射学的最常用的技术之一，可定义为在 X 线透视下，通过介入放射学器材和方法，在靶动脉与体表建立由导管组成的通道，再经该导管通道注入药物达到治疗目的的技术。

第一节　基本原理

微课：经导管血管灌注术

TAI 的基本方法是 Seldinger 技术穿刺插管，将导管置于靶动脉，再经动脉灌注适宜剂量的药物，此种方法可延长药物与病变接触时间和提高靶器官药物浓度，而外周血内药物浓度增加不明显，起到减少副作用和提高疗效的目的。

药物的疗效除了与病变对其的敏感性和自身的药理作用有关，还与病变和药物的接触时间、药物浓度、给药方式等因素有关。采用经静脉方式给药，药物首先经静脉回流至右心、肺循环，再经左心室泵出至包括病变区在内的全身各处。此方式的早期，各脏器血流量的多少决定药物在其内的分布量。再根据药物自身的分布特点和代谢，主要分布于肝、肾、肺或皮肤等脏器。外周血浆药物浓度与靶器官的药物浓度平行。如果要提高靶器官的药物浓度，则需要增加药物注射速率及注射剂量。通常外周血浆内药物浓度与药物副作用成正比，对一些药物而言，要求减少药物副作用与为增强疗效而增加药物剂量的矛盾几乎无法通过常规给药方式解决。

一、 TAI 的药代动力学特点

药代动力学（pharmacokinetics）是通过数学模型来研究药物在体内的分布等动态变化规律。药代动力学研究表明，药物经由静脉注入后可有分布Ⅰ相或Ⅱ相。分布Ⅰ相指药物在体内分布达到平衡之前的一段时相。此时相器官局部血流量决定药物的分布，器官局部药物分布多时供血量大。TAI 经由供血动脉给药，药物首先进入靶器官，动脉血流分布不影响靶器官药物分布量，成为全身药物分布量最大之处。分布Ⅱ相又称快速再分布相，在注药后数分钟至数小时出现。它不仅受器官血流灌注量的影响，也受药物的蛋白结合性和脂溶性影响。在此时相，经 TAI 途径给药时，靶器官内药物分布量较经静脉途径给药时多。

二、首过效应

首过效应（first pass effects）指药物第一次经过靶器官时被代谢和被提取的现象。大多数药物都经由肝脏代谢，首过效应在肝动脉内进行药物灌注时表现得十分明显。临床研究表明，肝内药物的首过提取率最高可达 0.9。其他器官的药物接受量减少明显，药物副作用相应也减低明显。动物实验表明，经肝动脉 24 小时匀速灌注小剂量 5-FU（5mg/kg）时，外周静脉和肝静脉血中几乎测不到 5-FU，5-FU 几乎被肝脏代谢和提取。

其他不是药物代谢主要场所的器官，如脑、盆腔脏器等，药物代谢能力和首过提取不如肝强，但药物浓度仍较非靶器官内高得多。在犬的髂动脉分叉处灌注顺铂，1~2 小时后，与经静脉途径给药比较药物在器官内的分布。在经 TAI 途径给药中，肌肉、膀胱黏膜和其他盆腔脏器组织内的药物浓度较经静脉途径给药组高 8 倍，而两种给药途径在肾组织、肝和心内的药物浓度差别不明显。

药物经静脉途径注射后需经漫长的过程到达靶器官，此时已有相当数量的脂质或血浆蛋白与药物结合，减少了具有生物活性的游离药物量，从而降低了药物疗效。经静脉途径注入顺铂 2 小时后，血浆蛋白可与98%的药物结合，仅余下约2%的游离药物可发挥抗癌作用。TAI途径时，药物直接注入靶动脉内，此时药物到达靶器官时经过的血管长度明显缩短，药物蛋白结合率也较经静脉途径给药时低得多，疗效提高4~10倍。此种作用主要是因为首过效应的存在。

药物经TAI途径给药时的首过效应可以起到减少药物副作用和提高疗效的作用，采用经动脉途径给药可以更加安全地使用某些因全身用药时副作用过大而应用受限的药物。

三、层流现象

由于血液的比重通常比药液比重大，在血管注入药液后，血液不能很快与药液混合，特别是采取仰卧位时，药液通常在血柱的上层流动，而优先分布于靶器官的腹侧或优先进入人体腹侧方向开口的血管，即层流现象。此现象亦可出现在经静脉途径注射药物时，但此种方式中药物流程较长，到达肺循环后血液与药液已充分混合，并不影响药液在靶器官内的分布。动脉方式注射药物时，因导管已深入靶动脉，血液与药液短流程内难以快速混合，层流现象的影响较明显。

克服层流现象的主要方式：增加靶器官与导管端之间的距离，可以在较长的流程中将血液与药液混合；采用脉冲式注射泵，将药物小团状注入靶血管使药液在短时间内充满血管；使血液与药液比重接近；在注射药物时采用立位或坐位（图5-1-1）。

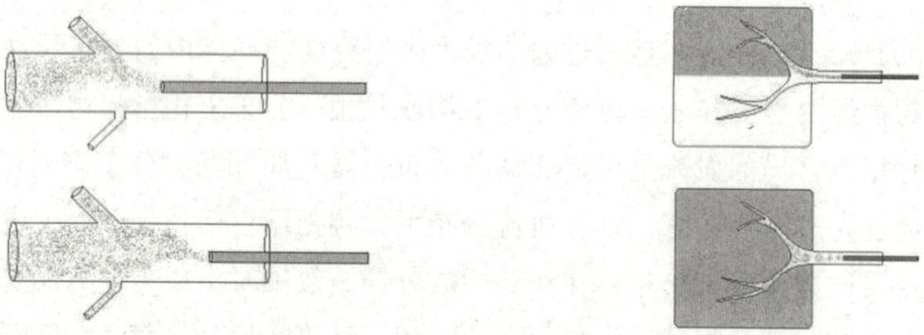

（a）　　　　（b）

图5-1-1　克服层流现象的办法

（a）使导管端与靶器官之间有较长的距离，使之在较长的流程中与血液混合；（b）脉冲式注射使药液与血液混合。

在某些情况下，如使药物优先流入靶器官等，亦可利用层流现象作用给药，如在胃癌、胰腺癌等疾病的动脉灌注化疗药物治疗中，可将导管置于胸主动脉下段注入药物，因腹腔干开口于腹主动脉的腹侧，漂流于腹主动脉前方的药液可首先进入靶血管内。

第二节　器材与药物载体

一、器材

TAI操作所需器材大致可分为常规器材和特殊器材两类。

（一）常规器材

常规器材与选择性血管造影所用器材基本相同。主要有穿刺针套装、扩张器、导丝和导管。经常更换导管或长期灌注为了方便保留导管而不引起血栓形成需要注入肝素盐水，则需要应用导管鞘。

（二）特殊器材

由于现代TAI技术的不断完善和成熟，要求器械也能更精确地应用于各种灌注方式和进行各种超选择性插管，所以不断有新的专用器械被开发出来并应用于临床。目前临床应用较成熟的器材主要如下。

1. 同轴导管系统（coaxial catheter system） 包括内径为0.038in的选择性插管用外套管，3F微导管和0.025in细导丝。当外套管选择性到达靶动脉口处，需要进一步超选择性插管却无法进入时，可经外套管插入3F微导管，应用微导丝配合插入，方便操作微导管超选择性插入并可显影在透视下。柔软且可塑性强的微导管可超选择性插入靶血管内，撤出导丝后即可行经导管血管栓塞术（transcatheter arterial embolization，TAE）或TAI（图5-2-1）。

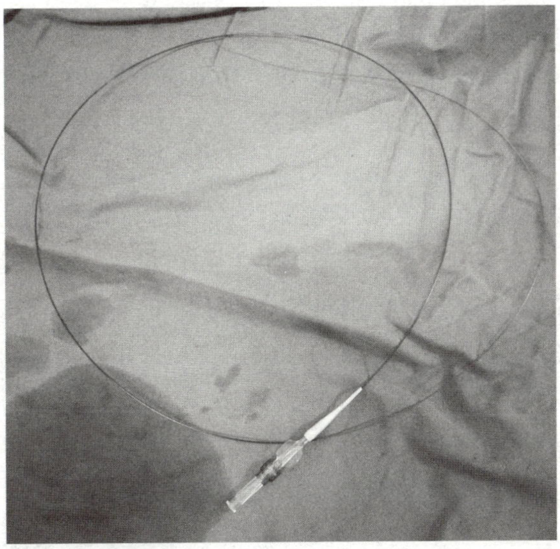

图5-2-1 同轴导管系统（微导管）

2. 球囊阻塞导管（occlusive balloon catheter） 外形同已塑形的常规选择性导管，内为双腔，其中一侧腔与导管端部的乳胶球囊相通。在导管插入靶动脉后，经侧腔注入稀释的对比剂将球囊膨胀，阻断血流，再经主腔注入药物。

3. 灌注导丝（infusion guide wire） 专为TAI技术设计，端部为开放状态，但外观与常用的活芯导丝类似。当超选择插入导管困难时，可用其先超选择性插入靶动脉内，再将活芯抽出，连接注射器即可行TAI，适用于肝动脉等部位的药物灌注。

4. 灌注导管（infusion catheter） 主要为溶解血栓设计，为多侧孔直头导管。导管的端部侧孔段两端分别有一金属标记，方便在透视时进行定位。端孔由身细头大的导丝阻塞，经Y形阀加压灌注药液时，可使药物从侧孔喷出。若将其插入血栓后加压灌注溶栓药物，可使血栓内药液分布较均匀，提高溶栓效率（图5-2-2）。

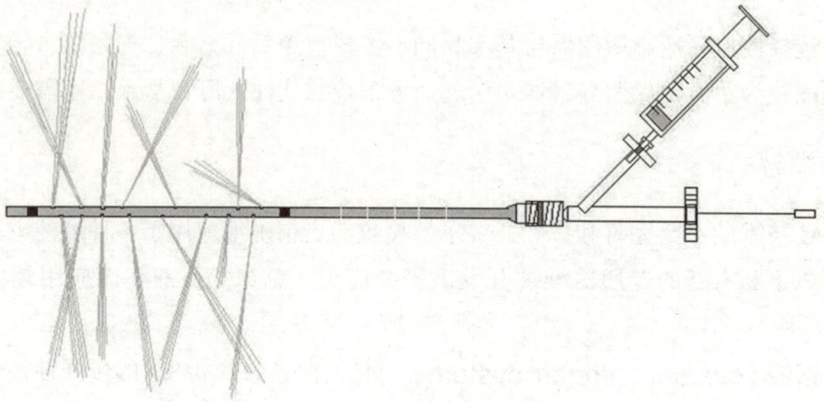

图 5-2-2　灌注导管

5. 全植入式导管药盒系统（port-catheter system，PCS）　又称埋入式药物泵，由药盒和导管构成。导管由聚氨酯或软硅胶制成，外径为 5～6F，内径可容纳 0.038in 导丝通过，可显影于 X 线透视下，适用介入方法植入。药盒外壳由聚砜等塑料或钛合金制成，可在皮下组织内埋植而不会引起免疫排斥反应。上面覆有一高密度硅胶耐穿刺膜，便于穿刺注药时的反复操作。厚膜与外壳间有一小腔，通过小金属连接管与药盒外相通，将已选择性插入靶动脉的导管引出并通过连接管与药盒连接，即可行药物长期灌注治疗（图 5-2-3）。

6. 药物注射泵　持续性 TAI 治疗需要一台配备有均匀注速和适当注射压力的泵。常规注射泵不满足 TAI 治疗需求或使用不方便。现有一种十分适于 TAI 操作的便携式一次性橡胶弹力药物注射泵，该泵为一合成橡胶制成的紧缩囊袋。其外延的塑料管有一限流阀门，先由胶囊的尾端将药液注入，胶囊囊腔因充满药液而膨胀起来，再在弹力作用下将药液由管道压出，限流阀门则以 0.5～250.0ml/h 的流速控制药液通过。如以 4ml/h 的速度注入 100ml 药液，可持续注射 25 小时，该弹力药物注射泵特别适于进行动脉内长期持续性化疗（图 5-2-4）。

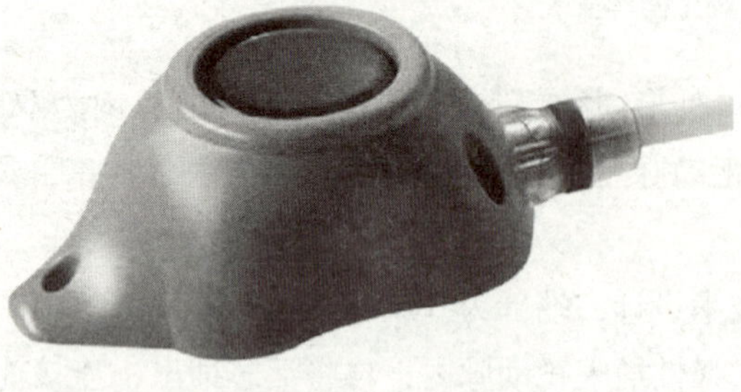

图 5-2-3　全植入式导管药盒系统

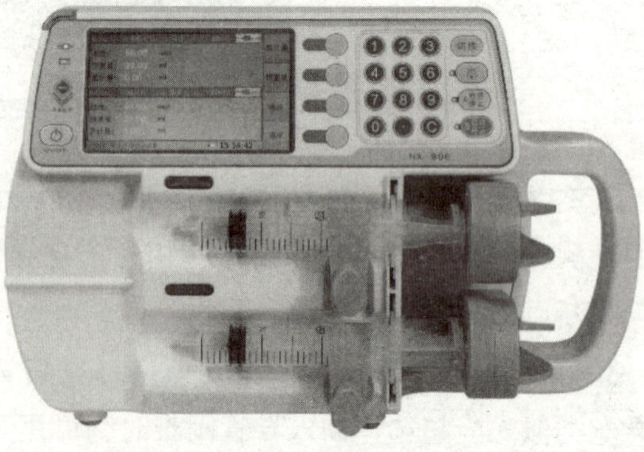

图 5-2-4　药物注射泵

7. 脉冲式注射泵（plantare-wallucepulser）　是为避免血液与药液因比重不同造成层流现象影响治疗效果而设计的，层流现象可引起药液在血液中分布不均匀，容易造成并发症的出现。该泵在动脉舒张期可使药液呈小团状喷射而出，注入靶血管。

二、药物载体

一般多简单地将药物用生理盐水溶解稀释后再行灌注，稀释后的药物易被血流迅速冲刷出靶器官和进一步稀释，影响疗效。而选用合适的药物载体可延长药液滞留时间和提高靶器官药物浓度。TAI多应用以下药物作为载体。

（一）多糖溶液

采用低分子右旋糖酐、0.9%等渗生理盐水和14%乙基纤维素钠混合制成多糖溶液（polysaccharide solution）作为药物载体并溶解化疗药物如丝裂霉素等。动物实验显示，以0.2~1.0ml/min的速度将该溶液注入荷VX2肿瘤兔的肝动脉和犬肝动脉内，该溶液可延长肿瘤区药物滞留时间，对正常肝组织也无损伤。因此，推测大分子多糖溶液可在一定时间内携带药物，并因其黏度高，能黏附于血管内膜和降低了血流速度，缓释了药物。

（二）脂类载体

多数富血管的恶性肿瘤，尤其肝细胞癌等对脂类微粒有特殊亲和性的恶性肿瘤，携带化疗药物的脂类可起到化疗导向作用，也可使脂类能在肿瘤区滞留较长时间。静脉注射脂类微粒和行肝TAI注射脂类微粒比较发现，TAI时在肝内分布的脂类微粒占注入量的69.2%，比静脉注射多20%左右。而在肺、脾和血液中脂类微粒所占比率也较静脉注射明显减少。

脂类载体能使药物在肿瘤区选择性滞留的可能机制：①与其本身的物理性状有关，如流动性差、黏度高、不与血液混合、表面张力大等，且同时带有负电荷，使二者间亲和力增强。②与肿瘤血管的发育不全有关，肿瘤血管常缺乏平滑肌和神经支配，使肿瘤血管管壁不能像正常血管那样依靠收缩来排挤滞留的油珠。③肿瘤毛细血管常缺乏内皮，形成无内皮的血窦，其表面毛糙易使油珠停留。④肿瘤引流静脉发育不全亦是造成油珠排出困难的原因。⑤肿瘤区缺乏正常网状内皮系统和淋巴系统，使后期清除滞留的油珠较困难。脂类如进入肿瘤坏死区，则清除更难，油珠可长期滞留。肿瘤细胞对微小油珠有吞饮现象，该现象既有助于杀伤肿瘤，也可使脂类滞留。

（三）碘化油

有轻微的一过性血管栓塞作用，为目前应用最广泛的化疗药物载体，也可在X线透视下显影。用化疗药物和碘化油混合使用的TAI亦被称作化疗性栓塞。目前临床常用的碘化油包括超液化碘化油、国产40%碘化油和碘苯酯等。化疗药物与碘化油的配制方式主要如下。

1. 药油乳剂 单体硬脂酸铝及多柔比星或丝裂霉素内加入超液化碘化油，使之成为混悬液，能延缓药物在靶血管的释放。直接将碘化油与药物混合，比加用生理盐水和对比剂混合的剂型能较长时间保持局部药物有效浓度。其油珠较大，特别容易沉积在血窦较丰富、肿瘤毛细血管床较粗大和循环速度较快的病变中。

2. 油包水（W/O）型乳剂 油水比例以2∶1为宜，经超声乳化器处理形成的乳剂较稳定，不易油水分离。无条件时可用两支注射器通过二通开关双向反复快速推注制成，为促进乳化可加入适量多相脂质体或磷脂酰胆碱1~2ml。研究者将水包油剂、混悬液和油包水剂进行体外药物缓释比较，得出油包水剂的缓释性最好，混悬剂次之，水包油剂最差。用^{99}Tc 示踪观察到化疗药物乳剂能使药物在肿瘤区持续保留 24 小时。

3. 药物碘化油混合液 先用 5-FU 溶液或浓度为 60% 及 76% 的对比剂溶解化疗药物，再以一定的比例将其与碘化油混合。将二者置于同一容器内用注射器反复快速抽推而成。由于二者比重接近，混合可更加均匀，不容易出现油水分离现象。

各种剂型和配制方法应根据病变情况和客观条件选择。如肿瘤染色明显、病变血管较细小、排空较迟，可采用油包水剂，水的比例可适当增加，以利于微小油珠进入病变小腔隙；反之，如病变血管较粗大，可采用混悬剂减少碘化油及药物的流失。

第三节 操作方法

常规采用 Seldinger 技术插管，导管选择性到达靶动脉后，首先行动脉造影，了解病变的大小、性质，血供是否丰富，是否有侧支动脉供血等情况。然后行必要的超选择性插管，造影确定位置后即可开始 TAI 治疗。穿刺路径主要有经股动脉、腋动脉和锁骨下动脉等。TAI 的主要方法如下。

一、一次冲击性 TAI

一次冲击（one shot）性 TAI 是指在较短时间，通常为 30 分钟至数小时内，将药物灌注入靶动脉，然后拔管结束治疗的方法。主要适用于溶栓治疗、恶性肿瘤化疗等。其优点为操作迅速、并发症少、护理简单。药液易被血流进一步稀释和迅速冲刷出靶器官。

二、动脉阻滞化疗

动脉阻滞化疗（arterial stasis chemotherapy）包括一系列首先使靶血管血流减少，后行 TAI 治疗的方法，目的是进一步延长药物停留时间和提高病变区药物浓度，减少正常组织的药物接受量。

1. 球囊导管阻塞法（balloon occlusion arterial infusion，BOAI） 是先将专门的球囊阻塞导管插入靶动脉，然后用稀释的对比剂膨胀球囊使其阻断动脉血流，再行化疗药物灌注的方法。BOAI 主要用于肝、肾、四肢和盆腔恶性肿瘤的治疗。

2. 动脉升压化疗灌注（hypertension chemotherapy） 是利用肿瘤动脉对血管活性物质反应不良的特点，先灌注小剂量升压药物使正常组织动脉血管收缩，血流量减少，而肿瘤动脉血管床被动反应性扩张，血流量相对增加，再行化疗药物灌注治疗的方法。可达到保护正常组织，提高肿瘤区的药物浓度的目的。

3. 生物降解白蛋白微球（biodegradable albumin microsphere，BAM）和可降解淀粉微球（degradable starch microsphere，DSM）阻滞法 将二者之一注入靶动脉后，可暂时减少甚至阻塞动脉血流，再配以灌注化疗药物。BAM 和 DSM 注入血管后不久即逐渐溶解消失，并不产生长期栓塞作用。

三、长期药物灌注

长期药物灌注（long term arterial infusion）是相对于一次冲击性灌注而言，导管一般可留置 48 小时以上，进行间断性或持续性药物灌注，主要适于胃肠出血、恶性肿瘤的姑息性治疗和血栓溶栓治疗等。

1. 普通导管留置法 即用常规方法和动脉造影器械插管至靶动脉，造影确定导管位置正确及明确诊断后，在穿刺部位用固定盘或缝线固定导管，再行药物灌注治疗。

2. 经皮导管药盒系统植入术 通过介入技术进行插管和埋植导管药盒系统，经导管缓慢释放药盒内装有的药物。可分为直接穿刺植入法和动脉分支切开植入法。前者较适于介入放射科医师操作（图 5-3-1）。后者需先行手术切开，寻找到股深动脉或腋动脉分支，再在 X 线透视下将导管植入靶动脉内。

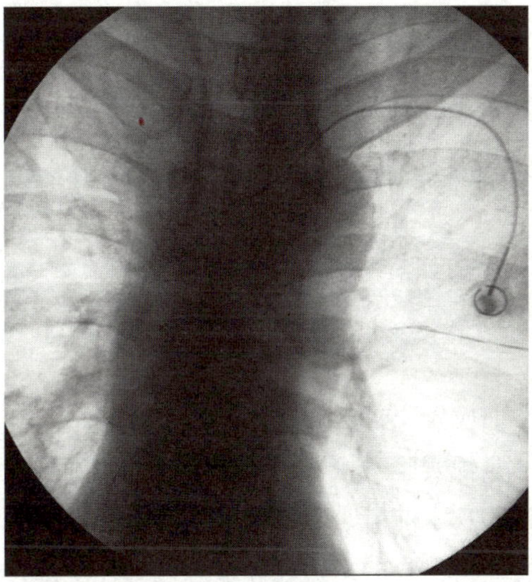

图 5-3-1 经皮导管药盒系统植入术后

第四节 临床应用

TAI 能使高浓度药物进入病变区，可减少药物的毒副作用，提高局灶性病变的治疗效果。目前，临床上 TAI 在恶性实体肿瘤治疗中应用较为广泛，除此之外，也可用于动脉闭塞、狭窄或痉挛引起的缺血性疾病及动脉内血栓的溶栓治疗、难治性局灶性炎症的治疗，如急性坏死性胰腺炎、化脓性骨髓炎等，还可用于消化道出血的介入治疗等。本节着重介绍 TAI 在恶性实体肿瘤、动脉内血栓和缺血性病变中的应用。

一、恶性实体肿瘤

TAI 可广泛应用于胸部、腹部、四肢、盆腔和头颈部等各部位恶性实体肿瘤的治疗。按照治疗目的，TAI 大致可分为术前局部化疗、姑息性治疗、术后复发灶和预防性的局部化疗等。

（一）适应证

1. 无法手术的晚期恶性肿瘤患者。
2. 肿瘤虽可行手术切除，但不愿意手术治疗或有手术禁忌的患者。
3. 恶性肿瘤手术切除前的局部化疗。
4. 恶性肿瘤手术切除术后转移或复发患者。
5. 恶性肿瘤手术切除后预防性局部化疗。

（二）禁忌证

1. 心、肝、肺、肾功能严重障碍或恶病质者。
2. 伴有高热、感染表现及白细胞计数低于 $3\times10^9/L$ 者。
3. 发生严重脑或全身转移者。
4. 有严重出血倾向者。

（三）术前准备

1. 患者准备 介入放射治疗前应先完善包括血尿、便常规，出、凝血时间，肝、肾功能，肿瘤标志物、电解质和心电图等在内的常规实验室检查及特殊检查，明确肿瘤的位置、范围、大小和组织学类型；做好碘及局麻药物过敏试验；术前 4 小时禁食，术前半小时给予地塞米松和镇静药处理；结合肿瘤的生物学和组织学特性、肿瘤对药物的耐药性和敏感性等性质选择适宜的化疗药物种类及剂量。

2. 器材准备 准备常规的血管介入造影器材，如根据手术方案拟植入导管药盒系统或需行球囊导管阻塞法灌注化疗药物者，还应准备导管药盒系统套装和球囊阻塞导管等特殊器材。

（四）操作方法

1. 靶血管造影 常规采用 Seldinger 技术插管，将导管选择性插入靶动脉后先行动脉造影，以观察病变的位置、大小、血供是否丰富、是否存在侧支血供等情况，然后继续必要的超选择性插管，位置满意后即可开始 TAI 治疗。

2. 药物灌注 应尽量将导管超选择性插入肿瘤供血动脉内，必要时采用微导管技术。将 3~4 种已选择好的抗肿瘤药物分别溶于所规定的药物溶液或 100~500ml 生理盐水中，逐一用高压注射器或手推缓慢注入靶血管，至少持续 20 分钟。若肿瘤存在多条侧支血管供血，应按参与血供的比例，在每支供血动脉内注入抗肿瘤药物。采用导管药盒系统植入术者，将导管留置于肿瘤靶血管内，经导管药盒系统长期规律性灌注化疗药物（图 5-4-1）。

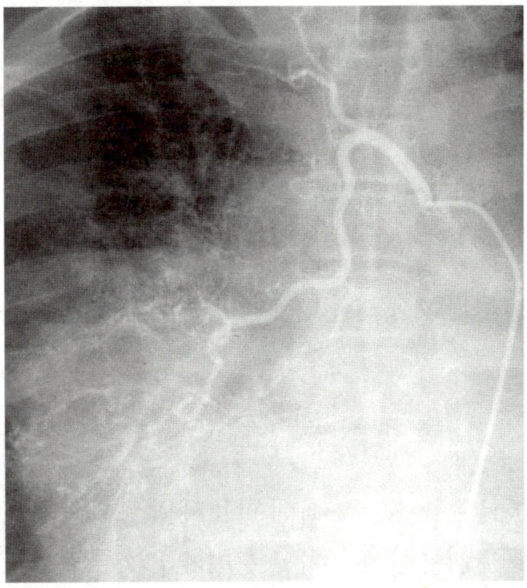

图 5-4-1　右中央型肺癌支气管动脉灌注化疗

（五）术后处理

术后处理常规予以补液、利尿等。对有发热及严重恶心、呕吐症状者，予以对症处理。

（六）并发症

除了化疗药物引起的不良反应和发生于一般的插管造影可引起的并发症，还有一些与肿瘤所在脏器血供改变而导致的特殊并发症。如行支气管动脉灌注化疗药物时可出现脊髓损伤，发生率约为1.24%，表现为术中或术后2~3小时内出现胸髓平面以下的运动和感觉障碍，如截瘫、尿潴留等。损伤较轻者经适当的神经营养和疏通微循环治疗，可在数天内逐渐恢复正常，严重者则可出现不可逆性损伤。此严重并发症是支气管动脉和脊髓动脉存在共干所致。胰腺癌灌注化疗药物可引起急性胰腺炎，此并发症主要是导管嵌入胰腺供血分支，高压或过量注入化疗药物和对比剂所致。

二、动脉内血栓

动脉内血栓形成多继发于动脉粥样硬化，血管炎症性疾病如血管闭塞性脉管炎、结节性大动脉炎和系统性红斑狼疮等，以及血管的创伤如介入血管插管术后、血管外科术后。血栓脱落可来源于静脉或心房。血栓形成和栓子脱落是引起血管闭塞及其组织、器官缺血的重要原因，并可导致严重的后果。急性动脉血栓形成可引起心肌梗死、脑梗死、肢体坏死、肺梗死、肠坏死等，严重者可致死或致残。若转变为慢性血栓，则表现为供血区的缺血性疼痛、间歇性跛行，甚至肢体干性坏疽等。传统的治疗方法为内科全身抗凝治疗和溶栓药物治疗，手术切除血栓或人工、自体血管搭桥术等。介入放射学提供了新的治疗方法，如经皮导管抽吸切除血栓、动脉内溶栓药物灌注术等。在治疗过程中，动脉内局部血栓溶解治疗与血栓清除术和球囊血管成形术结合可加速血栓清除和血管再通的过程。经动脉局部血栓溶解术也需结合全身抗凝治疗，亦可作为手术处理血栓的后续治疗。急性动脉血栓根据病史与临床表现一般能做出诊断。动脉内血栓多为急诊病例，应及时行血管造影以明确诊断和处理。

（一）适应证

血栓形成或栓子脱落引起的冠状动脉、脑动脉、肺动脉、腹主动脉、肾动脉、肠系膜上动脉和四肢动脉栓塞均可采用 TAI 治疗。

（二）禁忌证

各种活动性出血，如消化道出血、外伤性出血、出血性脑梗死、妊娠或产后 10 天内和女性月经期均为 TAI 的禁忌证。

（三）术前准备

1. 辅助检查 及时做血小板计数，出、凝血时间及凝血酶原时间等相关检查。

2. 器材准备 除一般的血管造影导管外，可备专用的溶栓导管。该导管为直头多侧孔导管，可使药液呈喷射状从侧孔喷出，较均匀地注入血栓中。

（四）操作方法

1. 血管造影 经股动脉途径插管至病变处，造影显示栓塞部位及血栓长度，了解有无已存在的血管狭窄和侧支循环状况，然后将导管尽量靠近血栓或插入血栓内。由于新鲜的血栓多较疏松，采用导丝的软头大多可送入血栓内，必要时可用导丝的硬头缓慢推进插入血栓内，然后引入导管，此时即可行药物灌注。

2. 药物灌注 有以下两种方法。

（1）小剂量慢速滴注法：经导管给予尿激酶 5000U/h。每小时观察血管开通情况及凝血酶原时间。如溶栓有效和凝血酶原时间小于正常值的 2 倍，可继续滴注直至开通。其后，剂量减至 2000U/h 滴注 2 小时。如溶栓 24 小时无效，可停止动脉内灌注治疗。

（2）大剂量快速滴注法：经导管以 400U/min 的速度注入 50 万～80 万 U 尿激酶，不断观察血栓溶解情况。近端血栓溶解后可将导管端向前推进，继续灌注。造影观察血栓大部溶解，则回撤导管至血栓段血管上方，并以 100～200U/min 的速度继续滴注 4～8 小时，直至血栓全部溶解（图 5-4-2）。

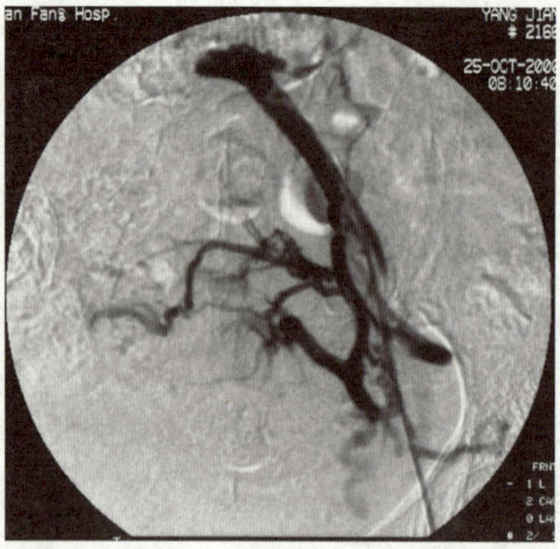

（a）

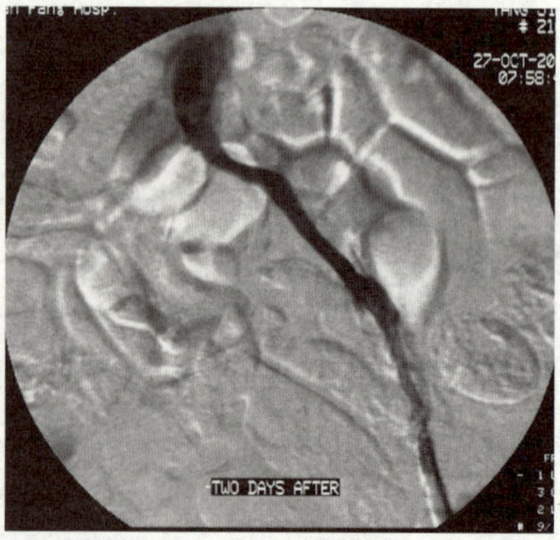

（b）

图 5-4-2 左髂动脉血栓药物灌注溶栓

（a）左髂动脉血栓栓塞；（b）左髂动脉血栓药物灌注溶栓后再通。

（五）注意事项

术中监测凝血机制。如凝血酶原时间延长至正常值的2倍以上，或纤维蛋白原低于150mg，应适当减慢溶栓剂的注入速度。如纤维蛋白原低于100mg，应停止溶栓。一旦发现严重的出血并发症，应立即停止溶栓。溶栓全过程中应同时给予肝素250~500U/h静脉滴注，维持部分凝血酶原时间为正常值的2倍。

（六）术后处理

严密监测局部血流状况，可行多普勒超声观察。继续给予肝素抗凝治疗24~48小时。服用双嘧达莫和阿司匹林2~6个月。

（七）并发症

主要为出血，其发生率为17%~38%。多发生于穿刺部位、消化系统和中枢神经系统。术中应严密监测凝血指标，掌握溶栓剂量。一旦发生出血，可给予10%的氨基已酸20~50mg，并可酌情补充纤维蛋白原或全血。

三、缺血性病变

缺血性病变是动脉痉挛、狭窄、慢性闭塞而使受累器官处于低血流状态，导致器官萎缩、功能障碍，甚至坏死。缺血性病变的治疗为临床难题，TAI的应用为缺血性病变的治疗开辟了新的途径。TAI治疗缺血性病变主要应用血管扩张药经动脉内灌注，适于治疗的病变主要有脑缺血、肠缺血和肢体缺血等。治疗的关键是早期诊断、早期治疗和配合血管成形术及手术疗法。

（一）适应证

1. 蛛网膜下腔出血引起的脑血管痉挛，经静脉内或其他途径给药治疗效果不佳者。
2. 急性非闭塞性肠系膜血管缺血。
3. 动脉粥样硬化、糖尿病和雷诺病等引起的肢体缺血性病变。
4. 药物、损伤和冻伤等引起的周围血管痉挛。
5. 血管介入操作中引起的各器官供血动脉的痉挛。

（二）禁忌证

1. 低血压或血流动力学不稳定：收缩压<90mmHg或存在休克（血管扩张可能进一步降低灌注压，加重缺血）。
2. 严重颅内压增高：血管扩张可能增加脑血容量，加重颅内高压（如大面积脑梗死伴脑水肿）。
3. 急性心力衰竭或心源性休克：血管扩张可能降低心脏前/后负荷使心功能恶化。
4. 出血性卒中或活动性出血：血管扩张可能增加出血风险（如脑出血、消化道出血）。
5. 对药物过敏：已知对特定血管扩张剂过敏者。

（三）术前准备

1. 药物灌注前充分补足患者血容量，以防用药时血管扩张造成有效血容量下降。

2. 血管扩张药的选择。常用的有罂粟碱、妥拉唑林和前列腺素（PG）等药物。罂粟碱为非特异性平滑肌松弛药，对周围血管、脑血管，冠状动脉和支气管、胃肠道平滑肌均有松弛作用。TAI 用药剂量为 60mg/h，用药时间可根据临床效果而定。妥拉唑林为 α 受体阻断药，可使小动脉扩张。TAI 一次性剂量为 15~25mg。PG 是具有广泛生理作用的脂质激素。其中 PGE_1 和 PGE_2 等对血管平滑肌有直接的松弛作用，二者的半衰期均很短，需持续给药。常用于肢体的缺血性病变的治疗。TAI 时，PGE_1 的剂量为 1ng/（kg·min），持续 24~48 小时，PGE_2 的剂量为 5~10ng/（kg·min），持续 48~72 小时。

3. 除根据不同的灌注部位备常用的血管造影器材外，还应备有微量自动注射泵。

（四）操作方法

1. 操作技术　常规经股动脉插管。对脑血管痉挛者，可选用直径 0.9mm 的球囊导管行痉挛血管近端扩张，然后用微导管插至球囊不能接近的靶血管进行超选择性造影，以显示末端痉挛血管。肠缺血者先做腹主动脉造影，若未显示较大的血管闭塞，则行选择性肠系膜动脉造影，见肠系膜动脉主干或分支呈向心性狭窄或腊肠样征象，或表现为分支普遍变细或稀少，结合临床可做出肠系膜动脉缺血的诊断。

2. 药物灌注　对脑血管痉挛者，先用尼莫地平 0.5mg，尿激酶 6000~12 000U 灌注，然后用 0.2% 罂粟碱 1ml，以 1ml/s 的速度重复多次灌注，直至血管口径接近正常。对肠缺血者，先一次性灌注妥拉唑林 25mg 行试验性治疗，若血管口径增粗，则改用罂粟碱以 60mg/h 持续灌注，灌注时间可根据病情适当调整。灌注 24 小时后行造影复查，若疗效满意，可停止灌注；若无效，再灌注 12~24 小时后停止。对雷诺（Raynaud）现象和急、慢性冻伤引起的肢体缺血者，可用利血平做动脉内注射。妥拉唑林用于创伤或寒冷引起的血管痉挛及早期的雷诺现象，一次性注射完毕后，可继续灌注罂粟碱。PGE 可用于继发性动脉粥样硬化性闭塞的足部缺血病变。

（五）注意事项

1. 应尽可能用细小的导管，操作动作应熟练、轻柔，以减少对血管内膜的损伤。

2. 灌注期间需连续地监测血压、心率、脉搏及液体出入量。

（六）术后处理与并发症

1. 脑血管痉挛治疗后补液中加用脱水剂、激素、低分子右旋糖酐和钙通道阻滞剂等。

2. 肠缺血灌注治疗后出现腹膜刺激征，说明肠壁已发生坏死穿孔，应及时剖腹探查，找出坏死肠管，加以切除。

3. 四肢缺血灌注治疗后口服烟酸、阿司匹林或双嘧达莫 4 周左右。

▶知识拓展

载药微球经导管动脉化疗栓塞术

经导管动脉化疗栓塞术（transcatheter arterial chemoembolization，TACE）是治疗富血供肿瘤尤其是中晚期肝癌的主要手段之一，TACE 因其有效安全得到广泛认可。传统的 TACE（cTACE）治疗使用的栓塞剂为超液态碘化油与其他化疗药物的混合乳剂，碘化油携带化疗药物被截留在肿瘤细胞内发挥杀伤肿瘤细胞作用。通常情况下，碘化油保留在肝细胞癌（hepatocellular carcinoma，HCC）病灶中 8~12 个月，并且可以在 4 周内从正常或肝硬化肝实质细胞中洗出。在输注抗癌药物乳剂后使用栓塞剂进行栓塞，不仅有助于将碘油选择性保留在 HCC 中，而且还能减少药物从肿瘤细胞中清除，并可以诱导缺血性坏死。

新型栓塞剂是近年来研究的热点之一，其中载药微球又称药物洗脱微球（drug-eluting beads，DEB）。DEB 同时具有栓塞和载药的特性，是一种潜在的可以应用于临床的优良化疗栓塞材料，因而成为研究热点。DEB 通过离子交换作用吸附抗肿瘤药物（如多柔比星、表柔比星、柔红霉素、伊立替康、拓扑替康和索拉非尼等），使其平稳释放化疗药物，使得肿瘤局部血药浓度较高，而全身血药浓度较低，从而降低副作用。

国际多项研究报道了载药微球治疗的安全性及有效性，大多数认为载药微球疗效确切、不良反应相对较小，DEB-TACE 联合抗血管生成药物亦是一种可供选择的治疗方案，但其有效性需要更多的数据支持。

—• 考试知识点总结 •—

—• 本章小结 •—

—• 协和云课堂…… 拓展练习及参考答案 •—

（韩晓磊　于海燕）

教学课件

第六章　经导管血管栓塞术

学习目标

素质目标

（1）具有精准栓塞操作与风险预判的素养。

（2）具有靶向治疗意识与人文关怀理念。

知识目标

（1）掌握：经导管血管栓塞术的治疗机制、操作技术。

（2）熟悉：经导管血管栓塞术治疗常用器材及并发症。

（3）了解：经导管血管栓塞术治疗适应证和禁忌证。

能力目标

（1）能够运用所学知识判断疾病是否需要进行栓塞术治疗。

（2）能够运用创新性思维分析问题、解决问题。

案例导入

【案例】

患者，男，55 岁。因“右上腹胀痛 10 余天”就诊。患者既往乙肝病史十余年，自行口服抗病毒药物治疗；饮酒史 30 余年。查体：肝病面容，可见肝掌；皮肤、黏膜无黄染；腹平坦，未见腹壁静脉曲张，腹压痛，无反跳痛；下肢无水肿。实验室检查：甲胎蛋白 $>1000\mu g/L$；HBV-DNA 定量明显增高；肝功能转氨酶稍高；凝血功能稍差。强化 CT 检查示，肝右叶可见大小约 6cm×8cm 肿块，包膜完整，增强扫描呈“快进快出”征象。

【问题】

1. 该患者的临床诊断及诊断依据是什么？该患者可以选择哪些治疗方式？
2. 如果选择介入放射治疗，应该选用哪种治疗技术？

·核心知识拆解·

经导管血管栓塞术（transcatheter arterial embolization，TAE）指在X线电视透视引导下经导管向靶血管内注入或送入栓塞物质，使其闭塞从而达到临床治疗目的的技术，是介入放射学临床应用中最重要的手术之一。TAE因具有微创性、可视性、靶向性，而使得血管栓塞治疗的准确性和可控性极大提升，拓宽了介入治疗的临床应用范围，成为革命性的临床治疗方法。本章主要讲授TAE的器材与栓塞物质、治疗机制、操作方法、临床应用等。

第一节　器材与栓塞物质

微课：经导管血管栓塞术

一、器材

（一）常规器材

常规器材与选择性血管造影所用器材相同。主要有穿刺针套装、扩张器、导丝和导管。经常更换导管或长期灌注为了方便保留导管而不引起血栓形成需要注入肝素盐水，则需要应用导管鞘。

（二）特殊器材

1. 同轴导管系统（coaxial catheter system）　包括内径为0.038in的选择性插管用外套管，3F微导管和0.025in细导丝。当外套管选择性到达靶动脉口处，需要进一步超选择插管却无法进入时，可经外套管插入3F微导管，应用微导丝配合插入，方便操作微导管超选择进入并可显影在透视下。柔软且可塑性强的微导管可超选择性插入靶血管内，撤出导丝后即可行TAE或TAI，特别适于肝脏亚段动脉、脑动脉栓塞和药物灌注（图6-1-1）。

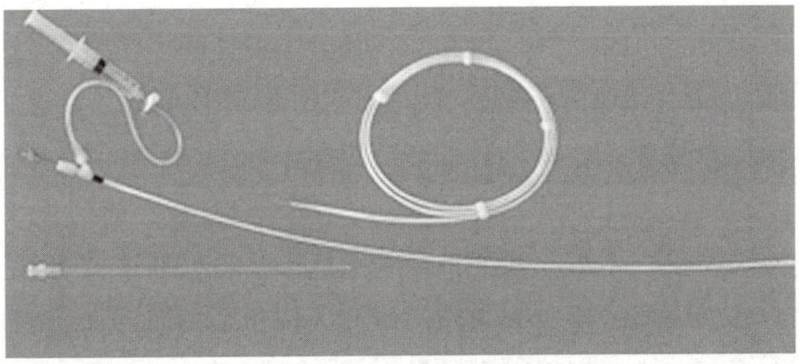

图6-1-1　同轴导管系统

2. 球囊阻塞导管（occlusive balloon catheter）　外形与已塑形的常规选择性导管一致，内为双腔，其中一侧腔与导管端部的乳胶球囊相通。在球囊阻塞导管插入靶动脉后，先经与导管端部的乳胶球囊相通的侧腔注入稀释的对比剂将球囊膨胀，使血流被暂时性阻断，再经主腔注入药物。由于球囊膨胀阻断血流，血流无法稀释和冲刷注入的药物，使局部药物浓度更高，滞留时间更长。也可在无法进行超选择性插入时，利用侧支血流将栓塞物质送入目的血管（图 6-1-2）。

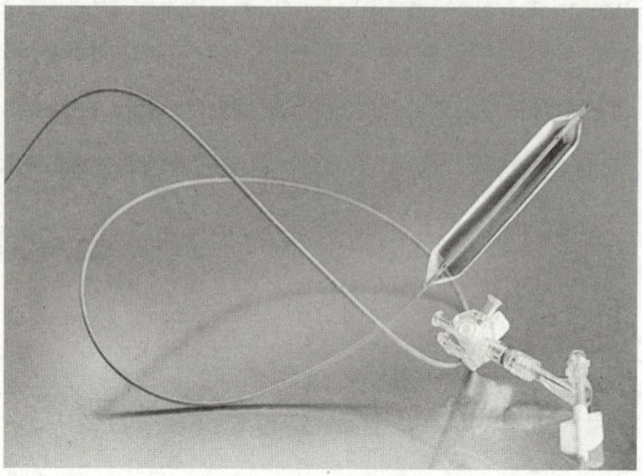

图 6-1-2　球囊阻塞导管

二、栓塞物质

经由导管注入达到靶血管并对其进行栓塞的材料统称为栓塞物质。这些物质大致可分为液态物质、固态物质和一些药物等。

（一）适宜作为栓塞物质的条件

1. 能顺利通过导管送入或注入血管内，起到栓塞作用。
2. 无抗原性。
3. 低毒或无毒。
4. 与人体组织相容性好，不会引起严重异物反应或免疫排斥反应。
5. 无致癌和致畸性。

（二）常用栓塞物质

1. 海绵状栓塞剂　代表物质为医用明胶海绵，具有可压缩性和可吸收性，被压缩的明胶海绵可以顺利通过直径较小的导管，进入靶血管后再膨胀，完成对靶血管的栓塞。其具有制备简单、易于注射、栓塞作用可靠、价格低廉等优点，且具有较好的再膨胀性和可压缩性，所以成为临床常用的固态栓塞剂（图 6-1-3）。

2. 液体栓塞剂　包括医用胶、无水乙醇等，其共同优点是容易通过导管甚至微导管注入，但栓塞机制各不相同。无水乙醇依靠强烈的蛋白凝固作用使注入部位中层肌和血管内皮细胞坏死，血液内细胞崩解成泥样，以及使有形蛋白成分凝固阻塞毛细血管，并继发广泛局部血管内血栓形成，造成靶器官的缺血坏死。其栓塞程度、能力与到达靶血管内的瞬间释放浓度有关。其注射速度较难把控，应在具有丰富经验术者的指导下进行操作。

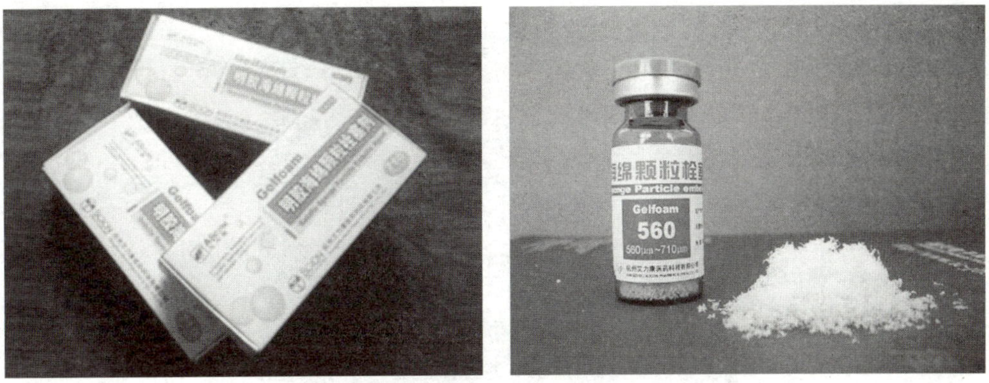

（a）　　　　　　　　（b）

图 6-1-3　明胶海绵

（a）盒装明胶海绵条；（b）瓶装明胶海绵颗粒。

3. 碘化油　包括碘苯酯、40%的碘化油和超液化碘化油（图 6-1-4）。碘化油经导管快速进入正常小动脉后，以油柱或油珠形式前进，对正常血管有短暂的栓塞作用，几分钟后被栓塞的血管即可再通。如注射速度控制合理，可不产生血管栓塞。在一些有病理性血流动力学存在的特定场所，如一些富血管性肿瘤，特别是丰富动脉血供的海绵状血管瘤的血窦、原发性肝细胞癌等，其滞留时间延长明显，可达数日，甚至数月，但碘化油对局部血供的影响并不明显，这种碘化油可以长期滞留在一些病理性血管内的机制尚不明确。因此，碘化油类栓塞物质很少单独用作栓塞剂，可以加热后注入或与其他药物混合作为真正的栓塞剂使用。碘化油加热至 100~120℃后，注入肿瘤供血动脉可引起靶动脉内广泛的局部血管栓塞。化疗药物与碘化油混合称为碘化油化疗乳剂，如果混入博来霉素、平阳霉素等具有血管内皮损伤作用存在的化疗药物可促使靶血管迟发性闭塞。其中，碘化油携带化疗药物选择性滞留于肿瘤的作用称为靶向或导向作用，可延长药物作用的时间（缓释作用）并使药物大部分进入肿瘤血管内。由于其在肿瘤血管内滞留的作用机制，常规 CT 检查难以显示的微小肝癌和血管瘤的显示率也可提高，有助于做出诊断（图 6-1-4）。

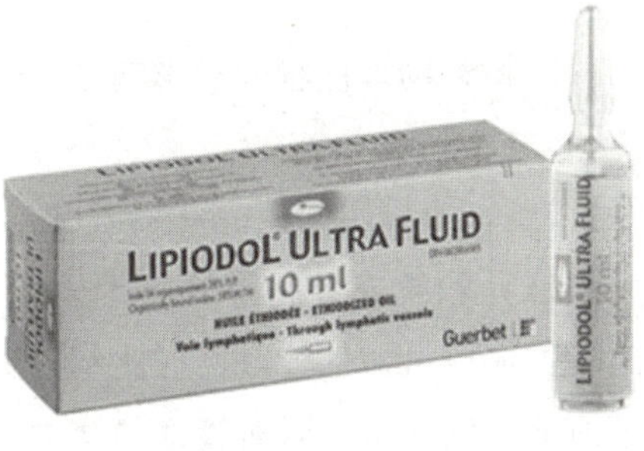

图 6-1-4　碘化油

4. 大型栓塞物　包括可脱离钢圈和可脱离微球等。此类栓塞物质可以被压缩使其通过细小的导管内径，自导管脱出后盘曲成形或膨胀，可以栓塞较导管直径大得多的血管瘤腔（3~15mm）或血管。

（1）可脱离钢圈：是一种在释放前可回收或可控制其释放的金属圈，是目前较常使用的有效和相对安全的栓塞物质。主要用于栓塞较大血管的主干，多不会造成栓塞远端的缺血性梗死，常用于动脉瘤、动静脉瘘、大血管出血、血流再分布和大静脉曲张等的治疗（图 6-1-5）。

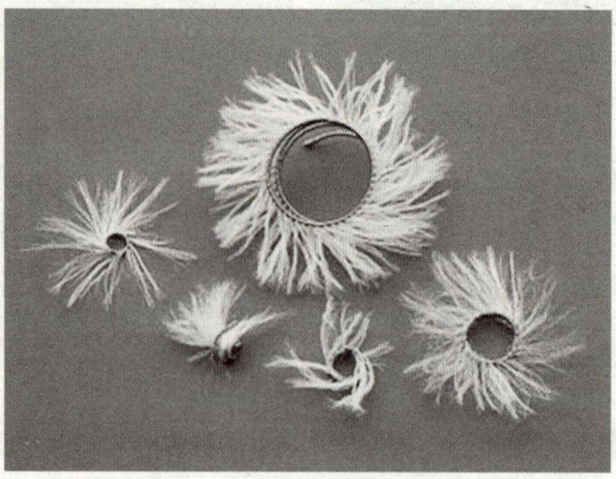

图 6-1-5　可脱离钢圈

（2）可脱离微球：由乳胶制成，其尾端为弹性良好的小胶圈，与 3F 微导管相连，在微球随微导管到达预期位置后，经微导管注入稀释的对比剂，使其膨胀。确认部位正确，即可撤离微导管，弹性胶圈自动封闭，防止对比剂流出，膨胀后的球囊直径可达 10mm 以上，通常用于动静脉瘘和直径较大的血管的栓塞。

第二节　栓塞机制

经导管血管栓塞术是将栓塞物质经导管注入靶血管内。血管被栓塞后，会对靶器官、靶血管和局部血流动力学造成不同程度的影响。栓塞机制概括如下：破坏或阻塞异常腔隙、血管床和通道，使因病变所致的异常血流动力学恢复正常；阻塞靶血管，导致器官或肿瘤缺血性坏死；阻塞血管、毛细血管床，直接封堵破裂血管或使其远端压力下降，从而达到止血目的。

一、对靶血管的影响

靶血管即预计被栓塞的血管，栓塞材料物理性状明显影响靶血管的栓塞机制。

（一）固体栓塞剂

吸收性明胶海绵、聚乙烯醇（PVA）颗粒或金属弹簧圈等固态栓塞剂进入靶血管后，首先会滞留在与其栓塞直径相似的血管床附近，形成机械性栓塞，在此基础上被栓塞血管的近端、远端及栓子周围常可伴随形成血栓，中断局部血流。固体栓子对血管壁的结构基本不产生破坏。固体栓塞剂栓塞血管后，镜下观察早期血管壁的外层、肌层和内皮保持完整，血栓周围可见异物反应。随时间的延长，可被吸收的栓塞剂被吸收后，可观察到血管的再通和机化，如血管未再通，也会萎缩变细，甚至消失，局部纤维化，形成永久性闭塞。

（二）液体栓塞剂

鱼肝油酸钠、无水乙醇等液体栓塞剂可以通过化学机制损伤血管内皮，使血液有形成分凝固破坏成泥状，从而淤堵毛细血管床，引起小动脉继发性血栓形成。镜下早期观察即可见小动脉及毛细血管形成广泛血栓，血管内皮细胞肿胀甚至脱落。栓塞1个月后，镜下可见血栓机化，破坏血管正常结构，甚至仅见血管轮廓残存。

血管再通现象可发生于栓塞术后1周至数周内，靶血管损害程度、栓塞物是否可被吸收、靶器官坏死程度，以及栓塞的靶血管是否为终末血管，都是影响血管再通的主要因素。

PVA颗粒等无法被吸收的固体栓塞物质造成的血管栓塞，血管多不可再通；吸收性明胶海绵等可被吸收的栓塞物质造成的栓塞，则血管较易再通；严重伤害靶血管的栓塞剂造成的栓塞，血管较难再通；靶器官栓塞坏死广泛的，则血管较难再通；栓塞的靶血管为缺乏侧支循环终末血管的，栓塞后不易再通。

二、对靶器官的影响

靶器官即被栓塞血管供养的器官、组织及血管本身。靶器官的供血动脉如果被栓塞，会导致靶器官出现不同程度的缺血。根据靶血管栓塞程度、靶器官对缺血的耐受程度及栓塞方式的不同，栓塞对靶器官造成的影响也不同。

（一）靶器官缺血、坏死

1. 轻度缺血不产生坏死 血供丰富的器官经栓塞所致的缺血，可通过侧支循环血供代偿而恢复，对器官功能的影响为暂时的，无严重的后遗症。主要发生于十二指肠、胃、盆腔和头面部等富血供器官，肺、肝等双重血供器官等。

2. 中度缺血部分坏死 通常发生在小动脉栓塞、栓塞程度较轻或靶器官存在丰富的侧支循环等情况下，可伴有器官功能的部分丧失，如部分性肾动脉、脾动脉栓塞，脑动脉栓塞等。

3. 重度缺血大部分坏死 多发生在如脾、肾和一些肿瘤等缺少侧支循环的独立器官，常伴随器官功能丧失和随后的液化坏死或萎缩吸收。在足够栓塞的情况下，这些肿瘤或器官的坏死程度可达95%以上。

（二）不同栓塞水平对靶器官的影响

栓塞水平指栓塞剂闭塞或到达血管的位置。不同的栓塞水平对靶器官的影响差别也较大。对于动脉栓塞，通常包括末梢栓塞、小动脉栓塞、主干栓塞及广泛性栓塞。对于静脉栓塞，通常包括区域性栓塞和主支栓塞。

1. 动脉栓塞

（1）末梢栓塞：又称毛细血管性栓塞，指栓塞直径在1mm以下的血管。通常使用液体栓塞剂或微小颗粒栓塞可造成毛细血管水平的栓塞。一定范围的末梢栓塞可造成靶器官的严重缺血，引起大部分或部分组织缺血坏死。如果造成毛细血管内皮坏死，会导致血管结构严重破坏难以恢复重建。

（2）小动脉栓塞：指应用相应大小的颗粒栓塞剂，栓塞直径为1～2mm的小动脉。如果被栓塞的小动脉远端毛细血管保持情况较好，则栓塞对靶器官的影响较前者稍弱。是否会发生坏死和组织的缺血程度往往取决于侧支循环建立的好坏和栓塞范围的大小。如果以终末血供的小动脉为靶器官进行栓塞，例如对肠动脉弓三级分支进行较大范围的栓塞，由于难以得到侧支血供，会引起组织不同程度的坏死。反之，则可造成不同程度的缺血反应，胃十二指肠动脉等较容易得到侧支血供和对缺血耐受性较好的组织器官多不产生坏死。

（3）主干栓塞：指应用相应大小的栓塞剂，栓塞直径大于2mm的器官供血动脉的主支或主干。如果侧支循环可迅速建立且其远端的毛细血管和小动脉未被直接栓塞，栓塞对靶器官的影响较小；但对缺血耐受性极差的心、脑等器官则可造成严重后果。主干栓塞主要应用于为了改变局部血流动力学从而对动脉瘤和血管破裂出血等的栓塞治疗。

（4）广泛性栓塞：又称完全性栓塞，指将靶血管支配范围内的动脉主干、小动脉和毛细血管全部栓塞的情况，可引起靶器官的广泛坏死。此水平的栓塞常出现在分别使用不同大小的栓塞剂进行前三种水平栓塞，或者使用大量的微粒或液体栓塞剂进行栓塞的情况下。临床主要应用在治疗肾脏疾病的内科性切除和血供丰富的良恶性肿瘤上。

2. 静脉栓塞 静脉的血流动力学和解剖学特点决定了其与动脉栓塞不同，正常情况下，除肝的门静脉以外，其他静脉均为向心性血流，回流血管的直径逐渐增大。如果对静脉进行栓塞，栓塞剂易被血流冲走，引起肺栓塞。但是，在静脉曲张情况下，局部静脉血流方向常是逆行的，如曲张的卵巢静脉和精索静脉，但逆行的血管直径仍较大，因此，静脉栓塞一般不宜采用颗粒栓塞剂，往往使用无水乙醇和/或大的栓塞剂、鱼肝油酸钠等。静脉栓塞主要适用于静脉曲张和/或合并出血等静脉病变的治疗。静脉栓塞分为主支栓塞和区域性栓塞，前者以破坏异常静脉为目的，后者主要是对其血流方向做出改变。

（三）栓塞程度对靶器官的影响

栓塞程度是靶血管所属分支在小动脉栓塞时被闭塞的比例，或者是靶血管血流在栓塞后减少的程度。栓塞程度不容易做到精确计算，临床上主要依据术者的经验来观察注入对比剂时，复查造影或对比剂前后的排空速度进行判断。

一般情况下栓塞程度越高，坏死程度越大。栓塞程度与坏死程度有明显的相关性，但不是简单的线性关系。因为栓塞术的不完全清除特性，实际中坏死的程度往往小于估算的栓塞程度。在大多数情况下，由于潜在侧支循环的存在，即使靶血管已被认为达到完全性栓塞，但通常也难以对靶器官造成类似外科手术切除式的完全清除，这使得部分肿瘤组织或器官得以残存，这就是栓塞术的不完全清除特性。在不完全清除特性中，最重要的一种临床表现即血管门残留现象。血管门是器官动静脉的出入通道，如肾门和肝门等；而肿瘤供养动脉进入肿瘤的位置也可称为肿瘤门。血管门残留现象是在术后随访过程中或对病变、靶器官进行完全性栓塞过程中，发现位于血管门区仍有活性组织和肿瘤复发，或者组织不能被有效栓塞。血管门或肿瘤门残留现象主要见于较大的实体瘤和实体脏器的栓塞治疗过程中。

三、对局部血流动力学的影响

局部血流动力学会随血管的栓塞而发生改变，熟悉这些变化可以更好地理解TAE的并发症、结果和作用等。

（一）局部血供改变

局部血供明显减少甚至中断，潜在的侧支循环通路对靶器官开放供血。主要见于小动脉水平及动脉主干的栓塞，由于远端的毛细血管床呈低压状态且尚未严重受累，其可以更好地形成侧支循环。如对毛细血管床进行完全性栓塞，则侧支循环建立困难。

（二）栓塞后血液重分布

如头面部、盆腔、胃十二指肠等存在双重血供的器官，如对其一侧或一支动脉主干进行栓塞，对侧或另一支动脉很快就会增粗，给予其补偿性供血。尽管血供不能完全恢复，但在一般情况下不会产生坏死缺血等，且随着时间的延长，局部供血量可恢复至接近栓塞前水平。

（三）纠正异常的血流动力学改变

在原已存在异常血流动力学改变时，正确的栓塞可使异常循环所致的分流、盗血、涡流等病理现象得到解除或纠正，如各种动静脉瘘、动静脉畸形、静脉曲张和动脉瘤等。

第三节 操　作

一、适应证和禁忌证

（一）适应证

1. 纠正或恢复异常血流动力学 经导管血管栓塞术通过应用栓塞物质对局部血管进行栓塞，以影响局部血流动力学，主要治疗动静脉畸形、动静脉瘘、静脉曲张和动脉瘤等。

2. 用于止血 特别是动脉性出血，静脉性出血治疗常见于保守治疗无效的食管静脉曲张破裂出血等。

3. 血流的再分布 经导管血管栓塞术栓塞器官组织正常的动脉血供，改为由其他动脉参与供血，从而有目的地达到某种治疗效果。当然，行此种栓塞的前提是器官被栓塞供养血管后不能造成缺血性坏死。例如，在进行化疗药物动脉内灌注或栓塞的过程中，如果无法回避某些非靶血管，可能会给机体造成不必要的并发症和副作用。此时，可先用栓塞物质栓塞该动脉，然后再行进一步治疗。比较常见的有肝癌化疗栓塞时先栓塞非靶血管-胃十二指肠动脉，再行肝动脉化疗栓塞治疗；盆腔内动脉药盒灌注时，可以先栓塞一侧主干，再于留下的另一侧主干灌药。

4. 用于肿瘤治疗 有丰富供血且有明确供血动脉可以插管到位的实体性肿瘤患者，可以通过栓塞其供血动脉使肿瘤组织缺血坏死，肿瘤体积缩小，消除或减轻由肿瘤引起的临床症状，以延长生存期和改善患者生活质量。肿瘤的栓塞治疗除了用作姑息性治疗，还可作为术前的辅助性治疗，以利于手术的顺利进行。

5. 内科性器官切除 是应用栓塞剂栓塞某些器官的终末动脉或毛细血管，使之出现不同程度梗死、机化，从而达到临床治疗目的的治疗方法。

（二）禁忌证

由于 TAE 使用的栓塞程度和栓塞物质不相同，操作本身也包含了不同的栓塞方法，因此，禁忌证在不同情况下也有所区别。但一般情况下要注意：

1. 恶病质患者和难以恢复的肾、肝功能不全者严禁实施栓塞。
2. 不可在导管头无法深入靶动脉时栓塞。
3. 注意导管头端是否有重要的非靶血管如脊髓动脉等，若不能避开重要非靶血管，则严禁栓塞。

二、操作方法

经导管血管栓塞术首先选择合适穿刺路径，临床上常常采用的穿刺路径主要包括股动脉、腋动脉、锁骨下动脉和桡动脉等。其中，经股动脉穿刺以操作方便、成功率高的优点，在早期为首选的穿刺路径。经腋动脉和锁骨下动脉穿刺对技术要求高、穿刺难度大，但是不影响患者行走，可用于保留导管长期间断性持续性治疗。经桡动脉穿刺时，由于穿刺点周围无大的静脉和神经，同时接受桡动脉穿刺介入治疗后的患者可立即拔除导管鞘并包扎，降低了长期卧床导致深静脉血栓形成及肺栓塞的可能，有利于患者术后康复。经桡动脉穿刺时尽量提高首次穿刺成功率，能有效降低桡动脉痉挛发生率。

常规采用 Seldinger 技术插管，导管选择性到达靶动脉后，首先行动脉造影，了解病变的大小、性质，血供是否丰富，是否有侧支动脉供血等情况。然后行必要的超选择性插管，造影确定位置后即可进行 TAE。主要操作步骤如下。

（一）血管造影诊断

主支血管造影，明确病变的供血血管，观察血供是否丰富，了解血管本身有无变异和解剖位置有无变化等情况，以及其血流动力学改变情况，如动静脉显影的血流速度、显影时间和顺序、有无侧支循环，以及病变的显影程度和对比剂的排空时间等。

（二）靶血管插管

选择性或超选择性靶动脉插管水平可直接影响经导管血管栓塞术治疗的效果及术后并发症的发生率，原则上要求需将导管超选择插入欲被栓塞的血管，并尽量避开非靶血管，尤其是必须回避重要的非靶血管。对于复杂、迂曲走行的靶血管，导管的超选择性插入往往很困难，可采用改变插管入路，选用不同类型的超滑、超硬导丝和超滑导管，甚至应用微导管、微导丝等，可使超选择性插管的成功率提高。以原发性肝细胞癌为例，通常选择腹腔干动脉插管、造影诊断后，超选择至肝左右动脉靶血管进行栓塞。

（三）选择栓塞物质

栓塞术的另一个重要环节是栓塞物质的选择。选择适宜的栓塞物质，不仅可以减少并发症，还可以提高疗效。选择的原则：根据治疗目的不同选择不同作用机制的栓塞物质，如在姑息性治疗肿瘤过程中选用可携带化疗药物的碘化油、微囊、吸收性明胶海绵等；根据靶血管的直径不同选择合适尺寸的栓塞物质；动静脉畸形、动脉瘤和动静脉瘘等的根治性治疗，则选用长期栓塞物质；肿瘤的术前栓塞或出血等则选用中短期栓塞物质。对于肝癌通常选择碘化油与相关化疗药物如多柔比星的混悬液进行栓塞，既达到了栓塞肿瘤供血血管的目的，又能使化疗药物在肿瘤组织内滞留并得到缓释，对肿瘤组织起到栓塞后缺血坏死和化疗药物杀灭肿瘤细胞的双重作用。

（四）释放栓塞物质

释放栓塞物质的方式主要如下。

1. 低压流控法 是将导管插入靶血管到位后并不阻断其血流，而是以低压方式注入栓塞物质，栓塞物质经由血流带到远端血管而造成栓塞的方法。常用于液态和颗粒性栓塞剂的释放。其技术操作关键环节是在透视监视下低压缓慢经血管注入栓塞物质，边观察对比剂流向和流速边注射。一旦发现流速减慢即意味着靶动脉前端大部分或部分已被栓塞，对比剂反流或滞留时证实前方血管已近完全堵塞。低压流控法在栓塞过程中切勿快速高压注入栓塞物质，否则容易造成栓塞物质由靶血管反流而造成对非靶血管的误栓。常用于肝癌的肝动脉化疗栓塞。

2. 阻控法 是将球囊导管或导管头端嵌入靶血管以阻断靶血管血流，然后再将栓塞物质注入其中的方法。以液态栓塞物质的释放为主，此法由于球囊膨胀阻断血流，血流无法稀释和冲刷注入的液体栓塞剂，亦防止其反流。本技术临床使用较少。

3. 定位法 是将导管准确插入靶动脉欲被栓塞的部位，然后送出栓塞物，完成局部栓塞的方法。常用于肿瘤的超选择栓塞，也可用于大型栓塞物的释放。准确定位是本技术的关键，选用栓塞物与动脉瘤腔大小相适应或较被栓塞血管直径稍大。进行肿瘤栓塞时，则选用尽可能小的栓塞剂。栓塞前，首先在电视透视监视下将栓塞物经导管送入欲被栓塞的部位，对比剂注射确定位置正确后，再释放栓塞物进行栓塞。

4. 与 TAI 配合 TAE 常与 TAI 配合治疗恶性肿瘤，称为化疗栓塞术，主要指用含化疗药物的微球对肿瘤血管进行栓塞，达到肿瘤缺血坏死和局部化疗同时起效的双重作用的方法。而且在使用化疗药物产生的协同作用下，肿瘤对缺氧、缺血更加敏感，在二者的协同作用下，可明显提高恶性肿瘤的治疗疗效。同时，缓慢释放化疗药物也有利于肿瘤区的有效药物浓度可持续保持，降低了外周血药浓度，减少了副作用。目前恶性肿瘤的化疗性栓塞治疗已广泛应用于临床，包括化疗灌注与所有栓塞剂先后注入或同时应用，以及注入碘化油化疗乳剂等治疗方式。

（五）栓塞程度的控制和监测

目前，对术中栓塞程度的控制和监测，仍以术者的经验判断为主，缺乏量化监测的有效手段。术者通常根据对比剂注入靶血管时的血流速度判断栓塞程度。一般认为血流速度开始变慢时，栓塞程度达 30%~50%；血流速度明显减慢时，栓塞程度达 60%~90%；栓塞物质呈蠕动样前进或停滞，则栓塞程度在 90%以上。少量多次注入栓塞剂并不断重复造影，是较好把握栓塞程度的控制方法。对于肝右叶肝癌的栓塞，如果观察到肝右动脉内碘化油向前流动缓慢，甚至停滞不前，肿块内碘化油沉积均匀，肿瘤染色明显，患者不能忍受疼痛，需立即停止注射栓塞物质，结束栓塞过程。

第四节　栓塞反应及并发症

一、栓塞反应

栓塞反应指靶器官被栓塞后出现的预料中的症状和体征，一般是自然过程，对症处理后即可消失或缓解。其临床症状反应与程度与栓塞水平和程度、使用的栓塞剂的种类、靶器官耐受性等均有关系。轻者可无明显症状和体征，重者可出现下列反应，称为栓塞后综合征。

（一）疼痛

靶器官栓塞后出现组织缺血而损伤器官，局部肿胀刺激包膜或释放致痛物质引起。疼痛的程度与栓塞水平与栓塞程度有关，越接近毛细血管水平，栓塞程度越大，疼痛越严重，持续时间越长。疼痛一般持续 1~10 天，然后逐渐缓解。疼痛剧烈不能忍受者可使用镇痛药对症处理。疼痛持续时间较长且较严重者，应注意排除有无其他并发症存在的可能。

（二）消化道反应

消化道反应主要有呕吐、恶心、腹胀和食欲缺乏等。常在腹部脏器栓塞治疗后发生，可持续 1~3 天后逐渐好转，严重者需对症处理。

（三）发热

发热可能与坏死组织的吸收热和坏死组织释放的致热物质有关，多为低热。一般栓塞程度越高、坏死组织越多，发热持续时间越长，体温也越高。这种反应性发热一般无须特殊处理；如果持续性高热，可予以退热治疗，同时应排除合并感染引起发热的可能。

二、栓塞并发症

栓塞并发症是指栓塞后出现的不期望出现的体征和症状，应引起重视。轻者经过合适的治疗后好转，严重者可致残，甚至致死，尽量避免发生。

（一）过度栓塞

过度栓塞是指栓塞靶器官时栓塞范围和程度过大，尤其是在使用过量微粒栓塞物质和使用过量液体栓塞物质栓塞时。结果是组织大范围缺血坏死，引起相应的肝、肾衰竭，胆管、胃肠道穿孔，脾液化等。所以，术者应熟练掌握并控制好经导管血管栓塞术术中栓塞程度。

（二）误栓

误栓指在常规栓塞过程中非靶器官或靶血管的意外栓塞。其后果与误栓的程度和被误栓器官的重要性直接有关。在有经验的医师指导下和提高操作技术水平进行栓塞，可避免或减少其发生的可能性。误栓通常存在下列两种情况。

1. 反流性误栓 是指在进行靶动脉栓塞时，栓塞剂反流出来，随着血液循环流动，导致其他动脉被栓塞。常见原因是靶动脉前端已被阻塞，未仔细观察，仍继续加压注入栓塞物质，或注入栓塞物质时用力过猛或过大。

2. 顺流行误栓 当靶动脉大部分已被栓塞，随着栓塞物质的持续注入，原潜在的侧支循环通道开放，追加栓塞物质时，由于注射压力过大，可能会导致栓塞物质顺行经开放的侧支循环通道进入前端的非靶动脉。顺行性误栓的另一种常见原因是栓子较小，可以通过已存在的动静脉瘘，从而进入体静脉造成肺梗死。

（三）感染

感染可发生在手术场所消毒不严及栓塞物质和所用器材污染的情况下，栓塞后产生大量坏死组织时也可出现感染症状。预防感染的有效办法是栓塞术后常规应用抗生素。

第五节 临床应用

一、止血

经导管血管栓塞术应用于止血，特别是消化道出血、泌尿系统出血、外伤性内脏和盆腔出血、颌面部出血、严重鼻出血、大咯血和手术所致内出血等动脉性出血的处理，疗效确切，恢复快（图 6-5-1）。

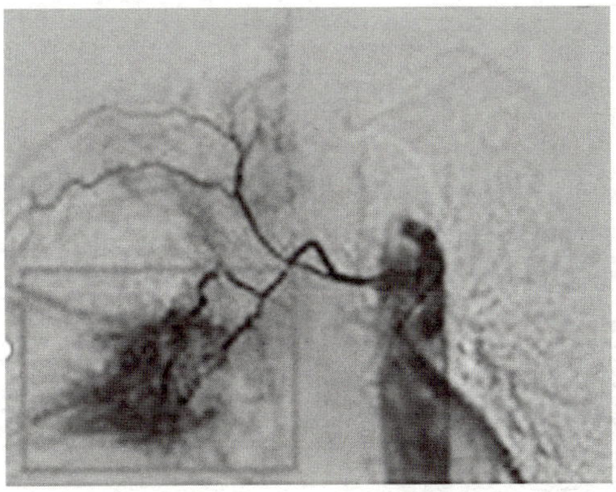

（a）

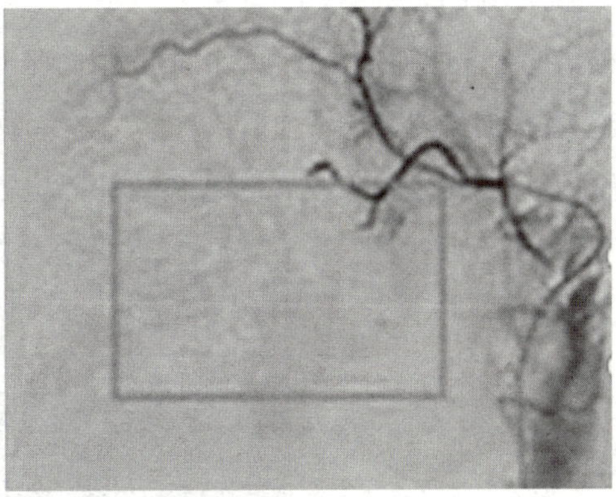

（b）

图 6-5-1 大咯血经导管支气管动脉栓塞术

（a）栓塞前；（b）栓塞后。

除此之外，静脉性出血的栓塞治疗，主要应用于保守治疗无效的食管-胃底静脉曲张导致的出血，通过经皮肝穿刺门静脉插管进入曲张的胃冠状静脉进行栓塞止血（图 6-5-2）。

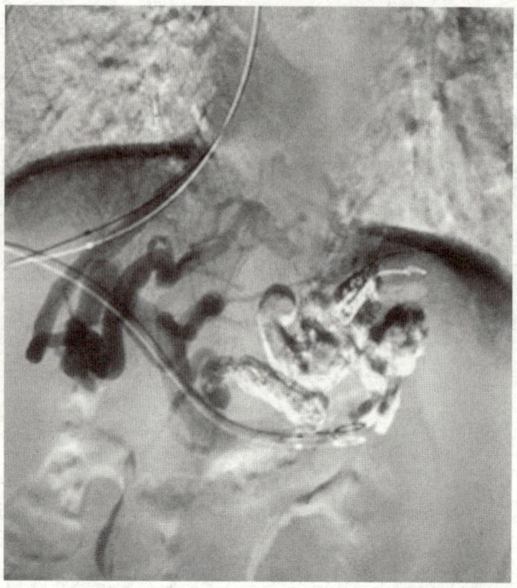

图 6-5-2　食管-胃底静脉曲张破裂出血经导管血管栓塞术

二、纠正血管畸形病变

局部血流动力学的改变可以通过栓塞局部血管来完成，利用这种机制可治疗下列病变。

1. 动静脉瘘　动静脉瘘（arteriovenous fistula，AVF）多为先天性或由外伤、肿瘤、手术等引起，全身各部位都可发生，最常见的有肝癌合并肝动脉-门静脉瘘、颈内动脉海绵窦瘘等，常常通过对瘘的动脉端进行栓塞达到根治目的。

2. 动静脉畸形　动静脉畸形（arteriovenous malformation，AVM）包括脑、颌面部、脊髓、四肢、肝、肾、肺、盆腔等部位的 AVM，可以通过栓塞病变异常血管床使其闭塞，达到根治性、姑息性治疗或术前辅助治疗的目的。

3. 静脉曲张　主要应用于栓塞精索静脉曲张和食管-胃底静脉曲张血管。

视频：颈动脉瘤栓塞术

4. 填塞异常血管腔　异常血管腔内填入栓塞物质，在其内形成血栓，使动脉瘤闭塞，主要是对囊状动脉瘤的治疗，特别是发生在脑基底动脉环位置者（图 6-5-3）。

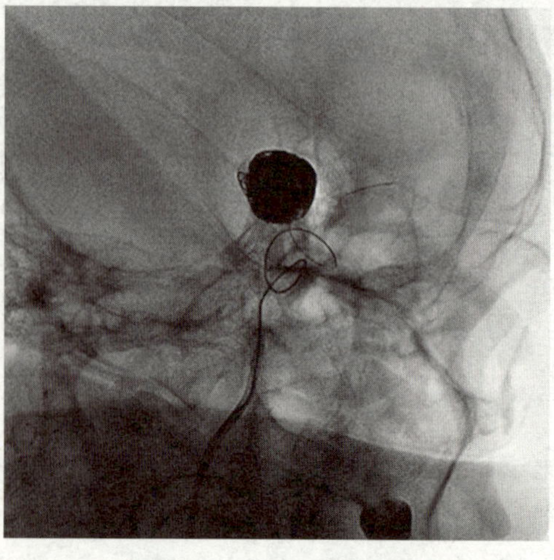

图 6-5-3　动脉瘤栓塞

三、栓塞富血管性肿瘤

理论上可超选插管至有确切供血动脉的富血管性实体瘤靶血管患者，均可对其供血动脉进行栓塞，使实体肿瘤缺血坏死，起到使肿瘤体积缩小的目的，同时可以消除或减轻瘤体过大引起的症状，延长患者生存时间和改善患者生活质量。理论上栓塞肿瘤后产生的坏死物质可进一步提高机体对肿瘤的免疫力，提升机体抗肿瘤的能力。

按照治疗目的不同，经导管血管栓塞术栓塞血管性肿瘤的方法大体可分为姑息性栓塞治疗和术前辅助性栓塞治疗两类。

（一）姑息性栓塞治疗

姑息性栓塞治疗恶性富血管性肿瘤的目的：使肿瘤体积减小，减轻或消除肿瘤引起的一些症状和体征如疼痛、体重下降和食欲缺乏等；抑制肿瘤生长；延长患者生存时间及提高患者晚期生活质量等。

不能切除的中晚期恶性肿瘤常选择化疗栓塞术作为姑息性治疗方式，如肝癌、富血管性肝转移瘤、前列腺癌、肾癌、骨肉瘤、膀胱癌、卵巢癌和子宫颈癌等。其中，应用最广泛的是原发性肝癌的栓塞治疗，下面以原发性肝癌的栓塞治疗为例介绍恶性富血管性肿瘤的栓塞治疗。

1. 概述　原发性肝癌是指原发于肝脏的恶性肿瘤，包括肝细胞癌、肝内胆管癌和混合型肝细胞癌-胆管癌。我国绝大多数原发性肝癌是肝细胞癌，也就是我们通常说的肝癌。

2. 临床表现

（1）肝区疼痛：约半数以上的患者以此为首发症状，是肝癌最主要、最常见的临床症状。其疼痛多呈持续性或间歇性胀痛、刺痛或隐痛，并随疾病的进展而加重。

（2）消化系统症状：表现为食欲缺乏、恶心、呕吐、腹胀、腹泻等，易被忽视，且早期不明显。

（3）出血倾向：如牙龈出血、皮肤瘀斑，或出现黑便、呕血等消化道出血症状。

（4）全身症状：早期一般无特异性表现，可有原因不明的持续性低热或不规则发热，可高达39℃，其特点是抗生素治疗无效，而非甾体抗炎药如吲哚美辛退热效果明显；晚期可伴有水肿、贫血、腹水、黄疸、体重进行性下降等表现。

3. TAE 治疗肝癌的基本原理　肝是双重供血器官，门静脉提供正常肝70%~80%的血供，肝动脉提供正常肝脏25%~30%的血供，而肝动脉提供肝癌95%~99%的血供。经选择性插入肝动脉导管灌注化疗药物，可使瘤区药物浓度增高，而全身毒副作用降低。化疗药物和碘化油混合成乳剂注入肿瘤供养血管，再以可吸收性明胶海绵加强栓塞，不仅可以阻断肿瘤血液供养，还可使化疗药物缓慢释放，诱导肿瘤细胞凋亡和使肿瘤缺血性坏死。临床常用TAE联合TAI技术，化疗药物灌注联合栓塞术。

4. TAE 操作技术

（1）肝动脉造影：应用Seldinger法穿刺技术，经桡动脉或股动脉途径穿刺插管，采用DSA行肝总动脉或腹腔干动脉造影，先后采集肝动脉期、门静脉期和延迟期图像。根据术前对患者病情的影像学评估，加做肠系膜上下动脉、膈动脉、胃十二指肠动脉、胃左动脉等造影，以寻找是否存在肿瘤的侧支供血血管及异位肝动脉。分析造影表现，明确肿瘤位置、数目、大小，以及供血动脉。原发性肝

视频：肝癌肝动脉造影

瘤的 DSA 造影表现主要有：①供血动脉增粗、排列紊乱。②部分可显示异常的动静脉瘘或引流静脉。③增多的新生血管可在肿瘤内形成血管湖。④对比剂充填肿瘤组织，染色，密度高于周围组织，有些染色排空延迟，部分可排空较快。

（2）化疗栓塞：在 TACE 治疗肝癌中，栓塞起主要作用。栓塞剂的合理选择与使用至关重要。临床常用的栓塞剂主要是碘化油（超液态碘油）、微粒类栓塞剂（如吸收性明胶海绵颗粒、空白微球、聚乙烯醇颗粒等）及药物洗脱微球。栓塞时应尽量避免因栓塞剂反流而栓塞正常肝组织及非靶器官。将导管或微导管超选插至肿瘤供血动脉，先灌注一部分氟尿嘧啶类药物、铂类及抗肿瘤抗生素等化疗药物，再将另一部分化疗药物与碘化油充分混合成乳剂进行栓塞，并用微粒类栓塞剂加强栓塞，然后行动脉造影复查，以判定是否达到栓塞终点，必要时进行再次栓塞（图 6-5-4）。

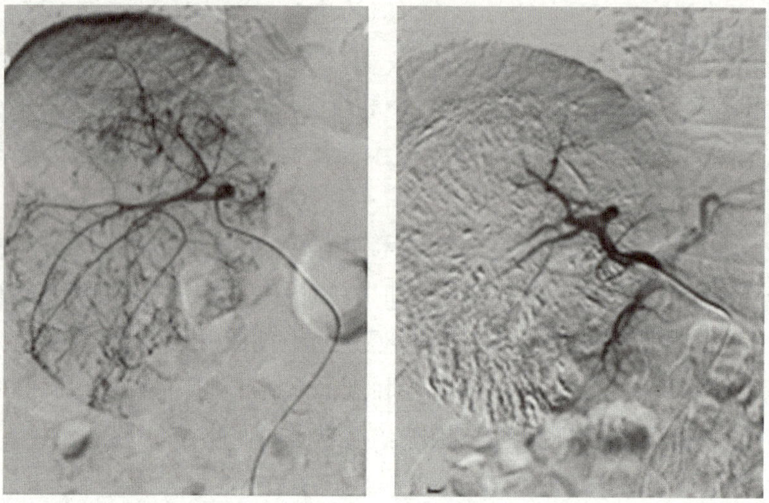

（a） （b）

图 6-5-4　肝癌经导管血管栓塞术

（a）肝癌肝动脉造影表现；（b）肝癌经导管血管栓塞术后表现。

（3）栓塞终点：理想的栓塞终点是所有的肿瘤供养血管都被栓塞，肿瘤完全去血管化；碘化油在肿瘤区沉积浓密、完整，并在瘤周门静脉小分支出现为碘化油乳剂。但临床上，部分患者由于肿瘤负荷过大或肝功能欠佳等因素，无法通过一次 TACE 就达到理想的栓塞终点，这时可以采取分次 TACE 来最终达到栓塞终点，这也被称为适度栓塞。

5. 常见不良反应、并发症

（1）栓塞后综合征：是 TACE 治疗最常见的不良反应，临床症状主要为疼痛、发热、恶心和呕吐等。通常给予支持疗法及对症处理即可。

（2）术中胆心反射：表现为胸闷、冷汗、心率减慢，严重者出现血压下降，甚至死亡。轻者用力咳嗽即可缓解；重者予吸氧、静脉推注阿托品，甚至采取多巴胺升血压等措施才能缓解。

（3）急性肝功能损害：表现为血清胆红素、谷丙转氨酶（GPT）、谷草转氨酶（GOT）及凝血功能等指标异常升高。这时应调整并加强保肝药物的应用。

（4）肝脓肿、胆汁瘤：表现为术后出现与栓塞后综合征不同的持续高热并伴寒战。影像学检查发现肝脏局部（多为肿瘤区域）坏死，可发展成肝脓肿。根据血培养和药物敏感试验（药敏试验）结果给予有效的抗生素，脓肿液化明显者可经皮穿刺引流；胆汁瘤者亦可经皮穿刺引流。

（5）上消化道出血：可能是应激性溃疡出血或门静脉高压性出血，前者按溃疡出血处理；后者需给予止血、制酸药和降低门静脉压力药物，若大量出血，则按门静脉高压性消化道出血处理。

（6）非靶器官栓塞：多为误栓非靶器官引起胆囊炎或胃、十二指肠炎症、糜烂和溃疡等，采取相应治疗通常能缓解。但若发生胆囊坏死、胰腺炎或胰腺坏死、肺栓塞和脑栓塞等严重并发症，则需尽快请相关科室协助积极处理，严重者需外科手术治疗。

（7）造血系统并发症：TACE 术后少见，主要为化疗药物造成骨髓抑制，表现为白细胞、血小板减少，可用升白细胞和血小板药物。

（二）术前辅助性栓塞治疗

除应用于上述姑息性治疗外，经导管血管栓塞术还常应用于术前辅助性栓塞治疗，其治疗目的是使肿瘤负荷减少，肿瘤体积缩小，使部分原本不能行一期手术完全切除的肿瘤有了二期手术切除的机会；栓塞后肿瘤体积变小，血供减少，术中出血明显减少，可更清楚地观察手术视野，提高肿瘤切除率，缩短手术时间。

通过栓塞方式甚至可以根治部分肿瘤，如鼻咽血管纤维瘤、脑膜瘤、骨巨细胞瘤、肾脏平滑肌脂肪瘤、椎体血管瘤、肝血管瘤、子宫肌瘤等富血管性良性肿瘤的栓塞治疗应用较为广泛。下面以子宫肌瘤的栓塞治疗为例介绍良性富血管性肿瘤的栓塞治疗。

视频：肝血管瘤栓塞治疗

1. 概述　子宫肌瘤（uterine myoma）是女性生殖器官最常见的良性肿瘤，多见于 30~50 岁妇女。传统是以手术切除方式为主要治疗手段。近年来，随着科技进步和医学发展，介入治疗以能够最大限度保留器官功能的特点，逐渐成为新的有效治疗手段，并且由于其微创、有效、并发症少、安全性高及可获得与妇科手术媲美的疗效而备受瞩目。

2. 病因与病理　病因尚未明确。肌瘤原发于子宫肌层，依据肌层与子宫肌瘤的关系常分为以下三类。①肌壁间肌瘤：肌瘤位于子宫肌壁内并被肌层包围，占 60%~70%。②浆膜下肌瘤：肌瘤突起于子宫表面，向子宫浆膜面生长，占 20%~30%。③黏膜下肌瘤：肌瘤突出于宫腔，向子宫黏膜方向生长，仅由黏膜层覆盖，占 10%~15%。

3. 临床表现　临床表现常与肌瘤的大小、生长位置、生长速度等有关。临床上超过 50% 的子宫肌瘤无症状，多在体检时发现。典型临床症状主要为经量过多、痛经、经期过长、肌瘤压迫症状和/或不规则子宫出血、贫血、不孕等。

4. 栓塞剂的选择　目前，国内外常用栓塞剂主要是微球或颗粒。主要有三丙烯微球、海藻酸钠微球（KMG）、聚乙烯醇（PVA）颗粒、吸收性明胶海绵颗粒等，多选用长效颗粒栓塞剂。

5. TAE 治疗技术　子宫肌瘤多由子宫动脉供血，为富血供性良性肿瘤。采用经皮股动脉穿刺技术，先将导管置入子宫动脉或髂内动脉行血管造影，以明确肌瘤染色的主要供血动脉及大小。再采用栓塞技术对子宫动脉供血血管进行栓塞，使肌瘤缺血、缺氧、萎缩、坏死，甚至消失，可取得与手术切除相近的治疗效果。通常栓塞子宫动脉上行支或双侧子宫动脉主干（图 6-5-5），如主要供血来源于卵巢动脉，应根据患者的生育要求及年龄决定是否进行卵巢动脉的栓塞。栓塞结束后，再次造影以确定子宫动脉近端闭塞，瘤体染色消失。近年来，经桡动脉入路的方法被更多采用。桡动脉位置比较表浅，操作方便，无须长时间卧床制动，提高了患者的治疗舒适感。

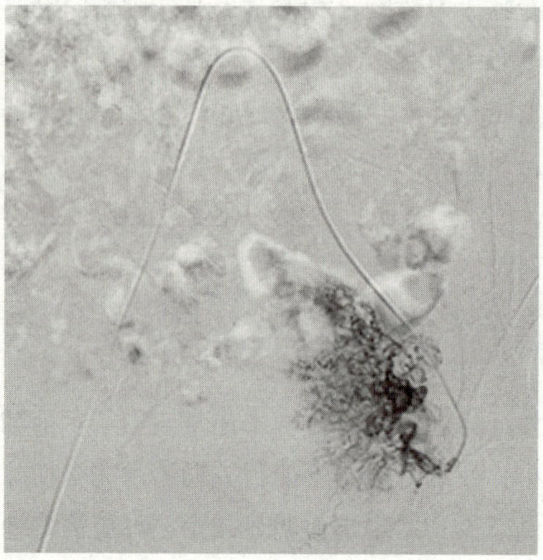

图 6-5-5　子宫肌瘤子宫动脉栓塞术

6. 并发症的预防及处理

（1）栓塞后综合征：对症治疗即可缓解。

（2）穿刺部位血肿：多与穿刺点压迫不当或凝血功能异常等有关。穿刺点的压迫力要适中，对凝血功能异常者术后密切观察穿刺点情况。

（3）异位栓塞：超选择性靶血管插管，在透视下密切观察栓塞剂有无反流多可避免。

四、介入性器官切除

介入性器官切除是应用栓塞物质，对某些器官的毛细血管或终末动脉栓塞，使之出现不同程度的机化、梗死，从而达到治疗目的的治疗方法。常用于脾大、脾功能亢进、肾脏病引起的顽固性高血压、异位妊娠及大量蛋白尿等的治疗。下面以内科性脾切除为例介绍 TAE 的应用。

（一）治疗原理

内科性脾切除是通过栓塞脾动脉主干或分支，使脾全部或部分坏死、萎缩，甚至消失，又称脾动脉栓塞术。如果采用全部性脾栓塞，会导致脾破裂、脾脓肿等严重并发症，因此临床上最常用的脾栓塞技术是部分性脾栓塞。

（二）适应证

适用于特发性血小板减少性紫癜、珠蛋白生成障碍性贫血等血液病，各种原因引起的脾功能亢进，脾破裂，脾肿瘤及戈谢病等。

（三）操作技术

视频：脾大脾动脉造影

1. 栓塞前根据脾功能亢进或脾大的病因预期栓塞程度。如门静脉高压合并脾功能亢进时栓塞程度为 50%～60%，珠蛋白生成障碍性贫血的预期栓塞程度为 70%～75%。

2. 选择性脾动脉造影，观察脾大小、脾动脉主干及分支走行，对直径约 1mm 的脾内动脉分支进行计数。

3. 根据控制脾栓塞程度的经验公式：G=（E-11.5）A/50.5，计算达到预期栓塞程度所需的明胶海绵颗粒数。式中，E 表示预期栓塞程度×100，A 表示直径约 1mm 的脾内动脉分支数，G 表示新鲜的大小约 1mm×1mm×2mm 的明胶海绵颗粒数。也可根据 A、E 值从相关表中查出所需的明胶海绵颗粒数。

4. 电视透视监视下缓慢注入与对比剂混合的明胶海绵颗粒。

5. 造影复查评估脾栓塞程度（图 6-5-6）。

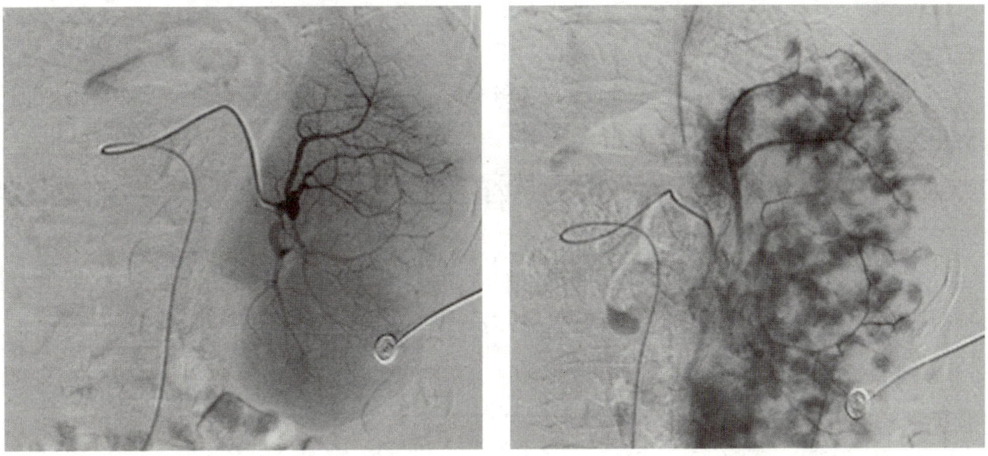

（a）　　（b）

图 6-5-6　脾动脉栓塞

（a）脾功能亢进脾动脉造影表现；（b）脾动脉栓塞术后表现。

▶知识拓展

支气管动脉栓塞术

一、目的

1. 阻断胸部肿瘤的血供。

2. 治疗各种原因引起的支气管动脉受损造成的咯血。

3. 治疗胸壁窦道的出血。

二、适应证

1. 如肺癌患者无肺外转移，原则上应同时进行动脉内栓塞与化疗。

2. 反复大量咯血经内科治疗无效或肺结核、支气管扩张症、肺脓肿、原发性肺癌、真菌感染等致急症大咯血危及生命者。

3. 咯血经手术治疗复发者。

三、禁忌证

1. 严重肝、肾、心、肺功能障碍，碘过敏者。

2. 脊髓动脉与靶动脉交通，栓塞可能导致脊髓受损者。

3. 导管无法深入支气管动脉内，栓塞时可能出现栓子反流入主动脉，造成异位栓塞者。

四、操作方法

1. 经股动脉穿刺插管，将导管送至 T_4~T_6 水平，寻找支气管动脉开口。

2. 确定导管插入支气管动脉后，即可行造影检查，进一步了解病变范围、性质、血管解剖及血供情况。对比剂流速 2~3ml/s 为宜，总量一般不超过 10ml。

3. 栓塞时，尽可能将导管插入支气管动脉深处，将颗粒样栓塞物如微球、明胶海绵和止血海绵（Ivalon）等与对比剂混合，以 5ml 注射器抽入，在电视透视监视下将混合物经导管慢慢推入，并实时观察血流阻断情况。若治疗咯血，应将靶血管完全堵塞。如采用不锈钢圈栓塞，最好先用明胶海绵颗粒对血管远端栓塞，再释放钢圈。

4. 栓塞结束后做血管造影复查，明确栓塞程度，栓塞满意后拔管，穿刺部位压迫止血，加压包扎，返回病房。

五、注意事项

1. 必须准确确定被栓塞靶血管。如导管无法深入靶血管，首先试推对比剂，如出现对比剂反流，禁止栓塞。

2. 咯血病灶可能存在多个动脉同时供血，先对一支主要供血动脉栓塞，再将其他参与供血的动脉逐一造影证实，之后全部栓塞。

3. 栓塞后咯血仍复发者，应做血管造影探明原因，如确为血管再通或栓塞物未能完全堵塞靶血管，可再次行介入栓塞治疗。

4. 栓塞时导管尽可能接近病灶，为防止侧支血管建立，减少咯血复发性，可使用颗粒样栓塞物先做远端栓塞。

5. 肺癌姑息性治疗栓塞一般不用钢圈，以免血管闭塞，为后续治疗带来困难。

—• 考试知识点总结 •—

—• 本章小结 •—

—• 协和云课堂……　拓展练习及参考答案 •—

（宋　剑　彭　磊）

第七章　经皮腔内血管成形术

教学课件

学习目标

素质目标

（1）具有精准操作、敬畏生命的职业信念。

（2）具有严谨规范、持续精进的专业态度。

知识目标

（1）掌握：经皮腔内血管成形术的器材和操作。

（2）熟悉：经皮腔内血管成形术的治疗机制及临床应用。

（3）了解：经皮腔内血管成形术的适应证、禁忌证和血管再狭窄的机制。

能力目标

（1）能根据所学知识分析疾病治疗方式。

（2）能跟踪疾病治疗在国内外的最新进展，运用所学知识进行创新实践，提升解决复杂问题的能力。

（3）能构建和谐医患关系。

案例导入

【案例】

患者，男，75岁。因“心前区剧烈疼痛2小时”就诊。患者既往反复出现胸前区疼痛5年，发作时可放射性出现左肩及左上肢疼痛，每次发作持续时间为2~3分钟，舌下含服硝酸甘油可缓解，体力劳动或精神紧张可诱发。

【问题】

1. 该患者的临床诊断是什么？治疗方式有哪些选择？
2. 如果选择冠状动脉造影治疗，应该如何操作？

· 核心知识拆解 ·

经皮腔内血管成形术（percutaneous transluminal angioplasty，PTA）是介入放射领域最常用的技术之一，可定义为在 X 线电视透视下，通过介入放射学方法，采用经皮血管穿刺及插管技术，借助球囊导管或支架将各种原因所致的血管狭窄或闭塞性病变扩张或再通的方法。本章主要讲授经皮腔内血管成形术的治疗机制、器材、操作技术、注意事项及临床应用。

1964 年，美国放射学家查尔斯 · 西奥多 · 多特（Charles Theodore Dotter）和梅尔文 · P. 贾金斯（Melvin P. Judkins）通过经皮血管穿刺和导管技术，将较粗的血管造影导管挤压穿过动脉粥样硬化引起的局部血管狭窄，从而使狭窄段血管管腔扩张。这种通过导管技术挤压扩张或再通狭窄血管的方法被称为 PTA。随后，多特（Dotter）等又将 PTA 进行了改进，采用在细导管外套入较粗的导管，通过逐级增加导管直径的同轴导管技术进行 PTA，称为同轴导管 PTA（Dotter 技术）。Dotter 等使用的同轴导管质地较硬，仅适用于下肢动脉等走行较直的血管，无法治疗走形弯曲的冠状动脉和肾动脉病变，并且操作过程中对局部血管损伤较大，因而并未在临床上广泛应用。

1974 年，PTA 取得了突破性的进展，德国医师安德烈亚斯 · 格伦茨（Andreas Grüntzig）完成了采用聚氯乙烯材料制成双腔球囊导管的发明。双腔球囊导管充盈前剖面很小，易送入血管狭窄部位，到位后充盈球囊，可以对不同直径的血管进行扩张。这种方法较同轴导管法更加安全、有效，被称为球囊血管成形术。1977 年，Grüntzig 首次将球囊血管成形术用于治疗冠状动脉狭窄。近年来，随着材料学和工艺技术的进步，血管成形球囊在原有结构基础上又有了很多改进，球囊血管成形术已成为血管狭窄最重要的治疗方法之一。

随着 PTA 应用的增加，其术后再狭窄的问题也逐步引起人们的重视。PTA 术后再狭窄的主要原因是血管壁弹性回缩、内膜及管壁纤维组织增生或血栓形成等。20 世纪 70 年代末，为了解决 PTA 术后再狭窄发生率高的问题，美国放射学家 Dotter 尝试将不锈钢丝缠绕成弹簧状管状物，并在动物实验研究中证实了其维持动脉管腔通畅的有效性和长期性。1983 年，Dotter 和格拉格（Cragg）分别研制成功镍钛记忆合金支架。1985 年，帕尔马斯（Palmaz）发明了球囊扩张支架。20 世纪 90 年代，支架开始大规模应用于临床，有效解决了 PTA 术后再狭窄发生率高的问题。

20 世纪 80 年代后期，陆续出现了经皮激光血管成形术、经皮机械性动脉内膜切除术和经皮血管支架成形术等新技术，丰富了 PTA 的内涵。

第一节　器　　材

PTA 是临床介入放射领域应用最常用的技术之一。进行 PTA，除必备一些常规器材外，还需要能够完成血管成形再通的专用器材，主要有球囊导管、预扩张导管、球囊充胀枪和压力表、导丝、引导导管和支架及一些辅助器材。

一、球囊导管

1. Grüntzig 球囊导管　是由一个导管顶端的端孔、一个邻近导管顶端的球囊、一条具有两个完全独立腔道的导管和两个位于导管尾端的注射孔构成的双腔球囊导管。双腔中，一腔为导管的中心腔道，用以通过导丝、注射对比剂及监测远端压力；另一腔用于球囊的加压充盈及排空，到达病变部位的球囊加压充盈后，可以扩张狭窄血管使其狭窄程度得以改善。导管外径为4~10F，头端可为直形或单弯形。球囊为聚氯乙烯材料制成。球囊长为1.5~10.0cm，直径为2~10mm、20~30mm（大血管），两端有金属标记，球囊内压为最高耐受压力（图7-1-1）。

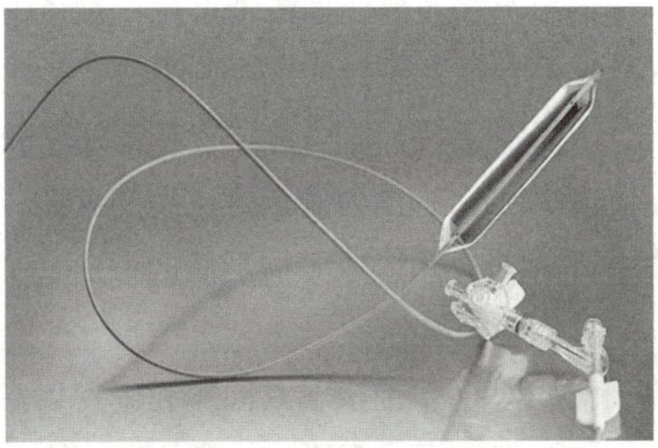

图7-1-1　球囊导管

2. 新型球囊导管　近年来，随着材料和工艺水平的提高，出现了多种新型球囊导管，如药物涂层球囊、热球囊、切割球囊、冷冻球囊、激光球囊等。

二、预扩张导管

严重或坚固的血管狭窄，球囊导管通过困难时，可使用质地较硬的预扩张导管率先通过狭窄段，再使用球囊导管进行扩张成形。预扩张导管前段呈锥形，由一套直径由细至粗的导管组成，以便于逐渐扩张血管管腔。可使用小号球囊导管代替硬导管做预扩张。

三、球囊充胀枪和压力表

球囊充胀枪由聚碳酸酯模压制成，腔内装一次性10ml注射器，使用时按压枪柄，注射器内的对比剂则充胀球囊进行狭窄血管扩张。应用时，配用球囊充胀压力表，用于监测球囊内压（图7-1-2）。

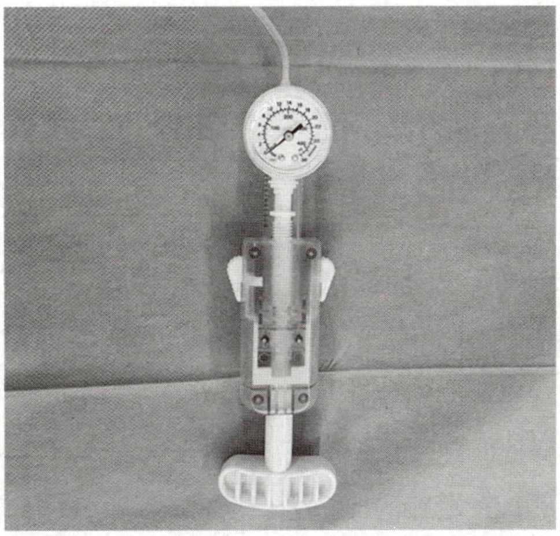

图7-1-2　球囊充胀枪和球囊充胀压力表

四、导丝

PTA 的导丝需要越过形态结构复杂的血管狭窄段或闭塞段，同时能够满足支撑及输送球囊或支架的需要，因此有较高的性能要求。用于 PTA 的导丝应具备以下性能。

1. 可视性 直径大于 0.018in 的导丝在透视下多清晰可见，直径小于 0.018in 的细导丝在透视下往往显示不清楚。选用小于 0.018in 的导丝进行小血管的血管成形术时，为使细导丝能在透视下清楚显示，则常在导丝顶端焊接上金或铂，或者使用铂丝缠绕成弹簧外套管。

2. 可控性 导丝便于操控，能顺利通过迂曲血管，进入病变血管。

3. 可塑形性 导丝头端可根据手术需要塑形成不同形状的弯曲（如 J 形），并且能够持续保持这种弯曲形状。

4. 跟踪性 指整根导丝能够跟随导丝头端前进，共同顺利进入某一血管分支的现象，如导丝跟踪头端进入某些呈锐角的血管分支。跟踪性的另一层含义为导管的随行能力，即球囊导管能够跟随导引导丝顺利进入某分支血管。导丝的跟踪性是血管成形术必不可少的性能，这就要求导丝既要有一定的硬度，又要柔软、可弯曲，能稳定支撑引导球囊导管使之通过血管狭窄段。

5. 光滑性 手术过程中要求导丝摩擦系数低，确保导丝通过血管和导管沿导丝推进时阻力小，因此导丝表面必须光滑。

6. 灵活性 又称可弯曲变形性。导丝头端数厘米的内芯逐渐变细，使之柔软、可弯曲，以降低损伤血管内膜的可能性。但导丝过度柔软又降低了可控性和跟踪性，并可能降低相应导管的随行能力。可通过在导丝头端涂聚四氟乙烯，以适当增强导丝头端的硬度。

五、导引导管

导引导管系统具有定位准确的优点，常用于冠状动脉球囊血管成形术、肾动脉球囊血管成形术及支架血管成形术。导引导管既是输送导丝、球囊导管等的通道，又可以起到支撑作用，还有助于避免球囊对沿途血管的损伤。

六、支架

“支架”一词源于英文 stent，可译为支撑器，最早是指牙科用的固定物。通常所说的支架多指金属支架。临床上还有一种塑料支架，被称为内涵管。

（一）理想支架的特征

理想的金属支架应有下列特征。

1. 导入及释放容易，放置有误可以回收。
2. X 线透视下可视性好，释放时定位准确性好。
3. 释放后能抗可塑形性变形，有足够的支撑力以防回缩。
4. 可适用于扭曲的血管，位置稳定、不移位。

5. 抗血栓形成，抗再狭窄生物性好。
6. 可接受包括 MRI 检查在内的影像学检查。
目前市场上尚无符合以上所有条件的血管支架。

（二）支架的材料

1. 金属钽 钽原子序数高，透视下显影清晰。钽丝柔顺性和生物相容性好，生物惰性最好，表面薄层可防止血栓形成，具有磁相容性，可用于 MRI 检查。

2. 医用不锈钢 医用不锈钢支架常用的是 304L 和 316L 不锈钢材料，这类支架具有良好的抗凝性和组织相容性，并且性能稳定、支撑力强。

3. 镍钛合金 镍钛合金支架被称为热记忆合金支架，其特点为当温度上升到某一特定温度（如人的体温 37℃）时，此类支架可以迅速恢复至原塑成的形状。镍钛合金支架同时具有良好的生物相容性。

（三）支架的类型

1. 按支架在血管内展开的方式分类 可分为自扩式和球囊扩张式支架（图 7-1-3）。①自扩式支架：多为 Z 形或网眼状，具有一定弹性，应用时支架管径应大于血管正常管径；②球囊扩张式支架：不具有弹性，无残余弹力，易受压变形，应用于深部血管。

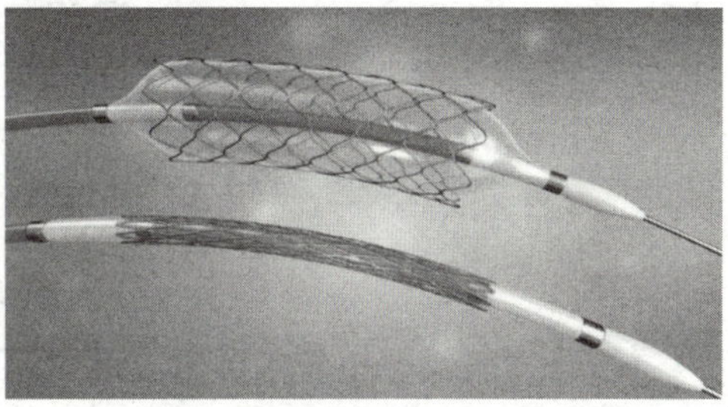

图 7-1-3 球囊扩张式支架

2. 按支架的形状分类 可分为网状支架、螺旋形支架和 Z 形支架等（图 7-1-4）。

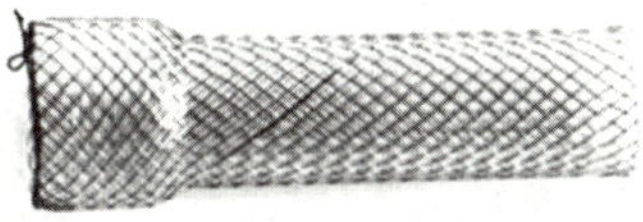

（a）

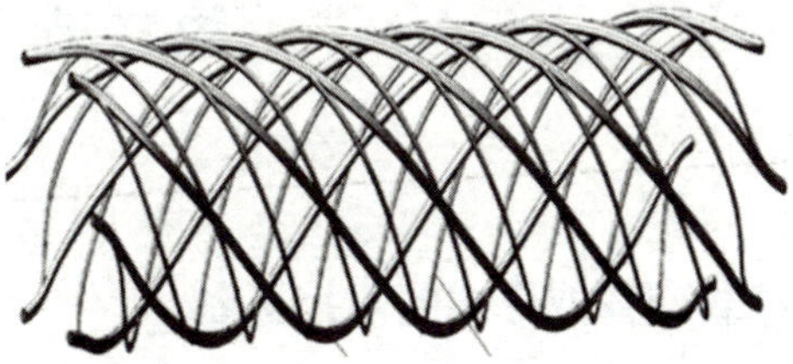

（b）

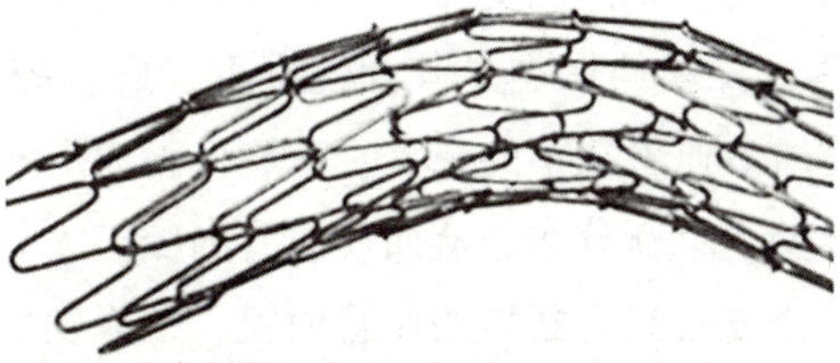

（c）

图 7-1-4 支架按形状分类

（a）网状支架；（b）螺旋形支架；（c）Z 形支架。

3. 按支架表面处理情况分类 可分为裸支架和覆膜支架。①裸支架：多为网格状，可通过物质，不影响分支功能，但肿瘤组织可以长入腔内；②覆膜支架：表面带膜，无网眼，肿瘤组织不能长入腔内，也可用于封闭瘘口。

4. 按支架功能分类 可分为单纯支撑型和治疗型支架。①单纯支撑型支架：仅支撑狭窄或闭塞血管；②治疗型支架：除支撑血管外，还涂带或覆膜携带相关治疗性药物（如抗血栓药物、抑制平滑肌增生药物、放射性药物等）。

七、支架输送器

支架输送器是支架的重要组成部分，不同支架有不同的输送器，医师在操作前应熟悉该器材的特点及使用规程（图 7-1-5）。因相当一部分支架血管成形术是在预先进行球囊血管成形术后进行的，还有一部分支架血管成形术选用的就是球囊扩张式支架，所以支架血管成形术的辅助器材基本上与球囊血管成形术相同。

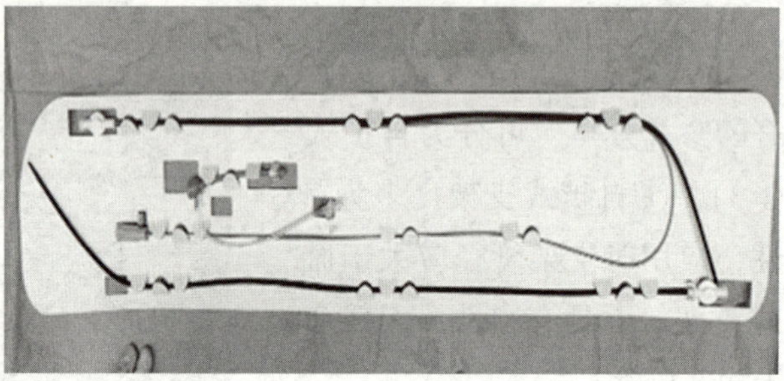

图 7-1-5　支架输送器

第二节　治疗机制

一、球囊血管成形术的治疗机制

动脉球囊血管成形术公认的治疗机制为控制性损伤理论。当采用球囊血管成形术时，加压充盈球囊对病变处动脉壁进行可控性的挤压扩张，病变段动脉壁伸展，内膜和中膜部分断裂、分离，内皮细胞和粥样硬化斑块表面部分脱落，外膜伸展超过其弹性程度，血管腔扩大，血流恢复，达到治疗目的。此外，对于因动脉粥样硬化所致血管狭窄的患者，球囊血管成形术的治疗机制还包括部分粥样硬化斑块因受到球囊挤压而在动脉壁上重新分布，从而使血管内腔扩大。

球囊血管成形术后动脉壁的修复机制为断裂的血管内膜、中膜发生纤维化，血管中膜平滑肌细胞增生、游走，并且有可能分化成为血管内皮细胞覆盖于内膜表面，完成修复。

二、支架血管成形术的治疗机制

对于临床绝大多数血管狭窄病例，无论是选用球囊扩张式支架还是自扩式支架，在进行支架血管成形术之前，首先要通过球囊血管成形术进行预扩张，随后，送入支架用于支撑已扩张的血管，保证血管管腔维持持续开放、血流恢复。

金属裸支架植入动脉后数周会被动脉内壁生长的组织所包埋。血管支架植入动脉后，金属支架对应处的血管壁会因嵌入作用形成凹陷，新形成的血栓很快会覆盖凹陷并在血管内壁上蔓延，支架网眼处的血管壁尚保留不同程度的血管内皮，这些内皮很快会在血栓基础上“以多中心形式”再形成内皮组织，直至完全覆盖支架表面，这一过程被称作“内皮化”。“内皮化”是支架的一个重要优点，对易引起血凝块形成的金属支架表面起到隔离作用，从而降低血栓形成概率，以及对血流的阻力和涡流。在选择支架时，支架直径一般要比狭窄段血管临近的正常血管内径大10%~15%，以实现支架嵌入作用。否则，会出现早期新鲜血栓覆盖支架需要的时间较长，“内皮化”过程进展缓慢，纤维修复过度，导致管腔再狭窄等情况。

第三节　操　　作

一、球囊血管成形术

（一）术前准备

1. 患者准备

（1）常规检查：包括血、尿常规，肝、肾功能，出、凝血时间，心电图，胸部X线检查；红细胞沉降率及血液各项免疫学检查，明确是否有处于活动期的大动脉炎。

（2）病变血管检查：对病变血管应进行非创伤性影像学检查，如彩色多普勒超声检查、CT血管成像、MRI血管成像等，这些影像学检查也是成形术后随访病变血管治疗后是否通畅的检查方法。

2. 器材准备　根据病变段血管的直径和长度选择不同规格、型号的球囊导管及辅助器材。

3. 药物准备　碘对比剂（宜选用有机非离子型碘对比剂）、麻醉药（如1%利多卡因），血管扩张药（如罂粟碱）、抗凝药（如肝素）、溶栓药（如尿激酶）、镇痛药等。

4. 其他准备　包括术区备皮；术前谈话，向患者及其家属解释手术操作目的、方法、可能出现的不良反应和并发症、疗效及术中配合等问题，签署手术知情同意书等。

（二）操作步骤

1. 血管穿刺及选择性插管　常采用Seldinger穿刺法进行血管穿刺及选择性插管。动脉病变常选用股动脉穿刺，其他常用的穿刺途径为上肢动脉中的桡动脉、肱动脉等。静脉病变常选用经股静脉途径，尚可选经颈静脉、锁骨下静脉等途径。门静脉病变常选择经皮经肝门静脉穿刺、经颈静脉通过肝静脉穿刺门静脉、经皮经脾穿刺脾静脉等，部分布-加综合征患者仅能选择经皮经肝穿刺方能进入肝静脉。

微课：布-加综合征成形术

2. 血管造影　球囊血管成形术前必须进行诊断性血管造影，以明确病变血管的狭窄部位、长度、程度，以及局部侧支血管的情况，评估 PTA 成功的可能性。一般先行非选择性血管造影，再行选择性或超选择性血管造影。通常选用 4F 或 5F 猪尾型导管作为诊断性造影导管。动脉病变造影时，将其置于病变段血管的近心端，特别要注意其流出道的情况，尤其是对髂、股动脉的病变。静脉造影时，将造影导管置于病变段血管的远心端进行造影。血管造影时，除特别注意血管形态学改变外，还要观察血流动力学变化，包括局部血管内压力的监测，正常段血管和病变段血管的直径测量。

3. 选择球囊 球囊直径的选择应根据病变血管的具体情况而定。根据诊断性血管造影的表现确定球囊导管的直径及长度，一般球囊直径比狭窄段血管邻近同一正常血管直径大 1mm 为宜。对血管壁钙化明显、管腔狭窄严重、管腔闭塞的患者，可选择小于标准的球囊，以降低球囊血管成形术后动脉壁内膜夹层发生的概率。

4. 球囊导管通过病变部位 是 PTA 最关键的步骤。预针对病变血管进行 PTA，先决条件是必须使导丝、球囊导管等能够到达并通过病变狭窄血管。

5. 球囊扩张病变血管 扩张前，需先注入 3000~5000U 肝素。根据治疗需要，部分患者可经预扩张导管对狭窄段血管先进行预扩张。依据血管造影表现，经长硬导丝交换置入球囊导管，将球囊定位于狭窄段血管的中心，在 X 线透视下将稀释后的对比剂用球囊充胀枪或手推注射器缓慢加压充盈球囊，对狭窄段血管进行扩张。每次扩张的时间根据病变所在部位不同而异，从 15 秒至 5 分钟不等，两次扩张间隔 3~4 分钟，连续扩张 3~5 次，直至球囊切迹变浅或消失，则为扩张成功。若血管狭窄段较长，可先扩张一端，然后逐步扩张狭窄段全段（图 7-3-1）。

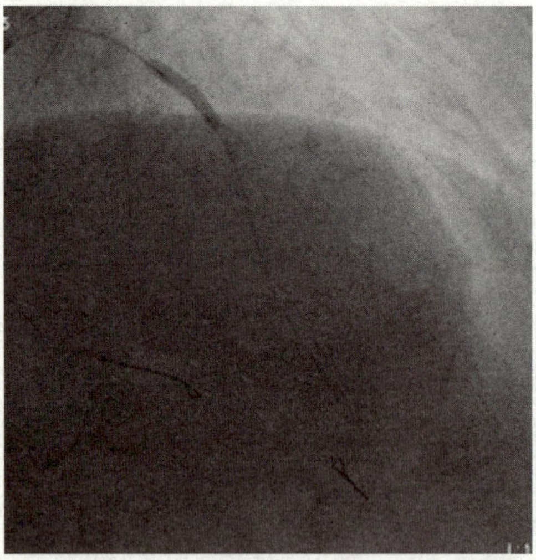

图 7-3-1 球囊导管扩张冠状动脉

球囊扩张技术操作注意事项：①须反复造影确认定位，定位准确后再加压膨胀球囊，同时固定球囊导管，以防止球囊膨胀时发生移位，影响扩张治疗效果。②需轻柔缓慢加压，以防止球囊过快膨胀造成血管破裂。③球囊所加压力不能超过球囊额定压力，以防止球囊破裂。④球囊未完全抽瘪前禁止来回拉动，以防止动脉壁内膜夹层形成。

6. 治疗效果评估 通过 PTA 术后血管再次造影和血管内压力监测，评估病变血管扩张治疗的效果。在血管造影评估治疗效果时，导丝需在通过病变段的位置保留，防止扩张过程中内膜撕裂塌陷或急性血栓形成后失去建立修复通道的机会。

PTA 治疗成功的标志：再次造影显示狭窄段血管管腔扩张，血流通畅，局部侧支循环消失；病变血管狭窄段两端压力差明显下降或消失。PTA 不必一定要达到病变段血管直径完全恢复如常的效果，病变血管狭窄段两端压力差小于 10mmHg 或残留狭窄小于 30% 即可。

7. 退出球囊导管 PTA 成功后，完全抽瘪球囊，缓慢退出球囊导管，拔去导管鞘，压迫穿刺点。

（三）术后处理

1. 穿刺部位处理 原则和方法同一般的血管内介入治疗类似。因术中使用了较多的肝素抗凝，止血压迫时间要足够长（一般为 15~20 分钟），确定无活动性出血后，局部加压包扎。为减少穿刺部位发生血肿的可能性及为方便处理术后血管急性闭塞，有时需将导管鞘留置 24 小时。

2. 抗凝治疗 使用低分子量肝素 24~72 小时，然后使用阿司匹林等抗血小板药物持续 3~6 个月。

3. 临床监护 术后返回病房，临床监护患者的局部和全身情况。

4. 预防感染 若无特殊情况，术后可不用抗生素预防感染。

5. 复查随访 患者术后需定期进行症状、体征等临床检查，以及彩色多普勒超声、CTA、MRA 等影像学检查。

（四）并发症

1. 出血 因术中需用大量肝素，穿刺部位血肿发生率较高。可采用有效的局部加压（压迫止血时间需较其他血管内介入诊疗长）、次日拔除导管鞘等方法预防血肿的发生。巨大血肿可采用穿刺抽吸、局部理疗等方法促进其吸收消散，出现局部血管、神经压迫症状时可考虑外科手术清除血肿。

2. 血管内介入引起的并发症 多由操作不当引起，包括血管穿孔、内膜撕裂，导丝、导管断裂等。通过提高术者的操作经验、水平，选用安全、可靠的器材等可减少或避免此类并发症的发生。一旦发现血管穿孔，可用球囊导管扩张压迫穿孔部位进行止血，必要时行外科手术治疗。

3. 远端栓塞 髂动脉球囊血管成形术及支架血管成形术后，偶见远端动脉栓塞。股浅动脉或股深动脉等较大动脉的栓塞，可试用溶栓治疗，但栓子一般不易溶解，必要时行外科手术治疗。小腿部血管的血栓沉积，若有 1~2 支血管通畅，可不做处理；若栓塞造成小腿部缺血，必须采取抗凝或取栓等治疗措施。

4. 动脉夹层 可由插管过程中导丝、导管操作不当，导管过硬或过粗，导丝进入破损动脉内膜下、球囊持续扩张过程中球囊移位等情况所致。表现为对比剂节段性滞留，对比剂消失延迟，血管腔变狭窄，血管边缘充盈缺损。应立即停止导管、导丝操作，将导管或球囊导管退至大血管内，恢复血流。轻度内膜剥脱一般能自行缓解。中重度动脉夹层，尤其是重要脏器及肢体血供动脉夹层，必须及时处理，可通过动脉夹层部位植入覆膜支架改善远侧血流，恢复血供。如果出现急性血管闭塞，可行溶栓治疗，必要时行外科血管旁路移植术。

5. 球囊破裂 使用球囊导管前应准确了解其破裂额定压力，充盈球囊时切忌突然、猛力加压，应轻柔、缓慢加压。球囊呈偏心性、葫芦状变形时，应及时更换。

二、支架血管成形术

（一）术前准备

除增加支架选择外，其余基本与球囊血管成形术相同。

支架选择：血管支架种类很多，支架选择时，需考量支架的类型、直径、长度等指标参数。结构相似的支架的性能，有的相似，有的却相去甚远。动脉系统常用 Wallstent 支架及球囊扩张式支架，大静脉多选自扩式 Z 形支架，由较硬或钙化斑块导致的狭窄宜选用球囊扩张式支架（如 Palmaz 支架），关节处的血管狭窄可用 Intraco 支架而禁用球囊扩张式支架，颈动脉狭窄慎用球囊扩张式支架。支架直径应比病变血管邻近段正常血管直径大 10%~15%。支架的长度应能覆盖整个病变段，若一个或一节不够，可将两个支架重叠或采用多节式支架。

（二）操作步骤

支架置入前的手术操作步骤与球囊血管成形术基本类似。

支架置入过程：支架置入操作最关键之处在于准确定位。可用患者身体骨骼作为标志，此参考方法简便；也可采用放金属标记物于患者体表的方法，同时应考虑患者呼吸造成的血管位置移动。支架释放前应经导管或静脉给予 3000~5000U 肝素。选用球扩式支架时，若狭窄严重，带支架球囊导管不能通过狭窄段，须先应用另一单纯球囊导管行预扩张，再置入支架；若带支架球囊导管能通过狭窄段，可将充胀球囊、支架扩展贴附于血管壁一次完成。操作完全结束前，保留导丝于原位作为后续介入操作的支撑，以防出现意外情况，先做血管造影，最后测量跨血管狭窄段压差，若造影显示治疗效果满意，便可结束操作。

（三）术后处理

与球囊血管成形术基本相同。

（四）并发症

支架血管成形术除与球囊血管成形术有相似的并发症外，还有其特有的并发症，具体如下。

1. 支架移位 为选择的支架直径小于正常段血管直径所致。选用直径是正常段血管直径 110%~115%的支架可以预防此类并发症的发生。

2. 支架内急性血栓形成或远端血管血栓栓塞 为置入支架操作时间过长、抗凝药使用剂量不足所致。在血管支架置入术前，应经导管或静脉注入肝素 3000~5000U 行全身肝素化，以防止血栓栓塞。

3. 血管损伤

（1）血管壁穿通：多为选用了顺应性差的支架应用于扭曲的血管中所致。选用 Wallstent 支架等顺应性好的支架可预防。

（2）血管破裂：可能原因为选用支架直径过大或病变程度过于严重、支架置入过程中血管壁受损伤（如髂动脉支架患者少于 1%，可能出现病变处动脉破裂）。首发症状为局部持续疼痛，可伴迷走神经反应所致的血压下降及心率缓慢。应急处理是应用球囊导管行球囊扩张闭塞止血，支架移植物或外科手术均可考虑。

4. 支架感染 多在支架置入术后 10~14 日出现，与穿刺部位皮肤感染、手术时间长、局部反复穿刺有关。随着血管支架成形术的广泛开展，有关支架感染的报道逐渐增多。应用广谱抗生素预防感染等有助于减少此类并发症发生。

5. 其他 可能出现血管分支梗阻、血管末梢栓塞，邻近支架上下端血管痉挛等并发症，多因支架移位或支架置入位置不准确等导致。

第四节 血管再狭窄及防治

一、球囊血管成形术后再狭窄

球囊血管成形术后再狭窄的平均发生率为30%。其根据狭窄发生程度和时间可分为三类，即急性血管闭塞（术后1个月内）、早期再狭窄（术后1年内）和晚期再狭窄（术后1年以上）。

（一）急性血管闭塞

急性血管闭塞指球囊血管成形术操作成功后立即或短时间内（术后1个月内）发生的血管闭塞。主要原因为血管痉挛伴或不伴血栓形成，伴有完全闭塞的血管壁剥离、血管壁弹性回缩等。

（二）早期再狭窄

早期再狭窄即球囊血管成形术后1年内（96%病例见于术后8个月内）发生再狭窄，其主要机制如下。

1. 球囊扩张部位内膜纤维增生 球囊扩张损伤了内膜和中膜，内源性凝血系统被血管内皮细胞损伤和内皮下组织暴露激活，纤维蛋白沉着与黏附的血小板形成血栓，导致球囊成形部位内膜纤维增生，严重者将导致再狭窄或闭塞。

2. 弹性回缩理论 该理论认为，血管成形术后过度伸展的血管壁的紧张度恢复或弹性回缩是部分患者术后发生再狭窄的主要原因，特别是外周大动脉成形术后。其机制尚未完全清楚，粥样病灶不对称，病变段对机械、神经体液性刺激反应较弱，甚至无反应，病变血管段过度扩张，导致局部血管平滑肌细胞暂时或永久损伤。暂时受损血管平滑肌细胞可逐步恢复其收缩功能，使已扩张的血管回缩；而永久性损伤则由功能正常的血管平滑肌细胞代替，进一步使血管回缩导致再狭窄的发生。而球囊成形术后内皮细胞和中膜损伤较轻，内膜纤维增生轻微。

3. 血管壁重塑型学说 该学说认为，血管内膜增生在再狭窄中起的作用较小，再狭窄主要是血管壁重塑导致血管内弹力膜内血管面积减少所致。血管壁平滑肌细胞增生、迁移、凋亡，细胞外基质增多、堆积，血管壁细胞重排，各层比例及形状发生改变即血管重塑。

（三）晚期再狭窄

成形术后1年以上发生的再狭窄。其主要原因为原有病变如动脉粥样硬化或大动脉炎病情进展或加重，以及内膜纤维增生。

二、支架血管成形术后再狭窄

支架血管成形术后再狭窄的原因有血管壁球囊扩张后的修复反应及对置入支架的反应。支架后，几分钟之内支架表面就覆盖一层纤维蛋白原，加之血小板黏附，不久即可形成纤维蛋白血栓，数周后被纤维组织代替形成新生内膜。同时，支架内表面内膜内皮化后使管腔光滑，避免了血栓形成和管腔狭窄。支架金属丝必须嵌入血管壁组织，使支架稳固地贴附于血管壁，嵌入深度有时深达血管中膜，以保证有足够的支撑力对抗血管壁的弹性回缩，保持管腔通畅。支架金属丝的压迫造成血管壁内膜、平滑肌细胞、弹力纤维等萎缩，甚至断裂，新生内皮细胞、平滑肌细胞及纤维细胞包裹支架金属丝。支架的慢性刺激造成胶原纤维增生、平滑肌细胞由收缩型向合成型转变，随着时间的推移可以出现严重的内膜增生。综上所述，支架置入血管后血栓形成具有两重性：一方面为新生内膜的基础，另一方面又为急性血管闭塞、慢性再狭窄的根源。同样，支架金属丝嵌入血管壁也具有两重性：一方面保持了支架在血管腔内的稳定性，另一方面又成为刺激组织增生的因素。因此，支架置入后再狭窄的主要原因为血栓形成、生长因子作用，以及金属丝的慢性刺激。

三、再狭窄的防治方法

目前，血管成形术后再狭窄的确切机制尚不完全清楚，因此尚无完整有效的防治方案。已经应用或正处于实验研究阶段的再狭窄防治方法主要有两大类：药物全身性应用防治法和支架局部应用防治法。

（一）药物全身性应用防治法

1. 应用抗血小板黏附、聚集药物，如阿司匹林、双嘧达莫。
2. 应用抗凝药物，如肝素、华法林。

（二）支架局部应用防治法

1. 支架局部放射治疗。
2. 应用覆膜支架和药物涂层支架。
3. 支架局部应用基因治疗等。

第五节　临床应用

动脉和静脉系统狭窄均可应用经皮腔内血管成形术进行治疗。球囊血管成形术最常用于大、中血管的局限性短段狭窄或闭塞。支架除了广泛应用于动脉、静脉血管管腔狭窄成形术，在主动脉瘤、主动脉夹层等血管扩张性疾病中也发挥着重要作用。

一、肾动脉狭窄

（一）适应证

1. 球囊血管成形术

（1）单侧短段、单发、无钙化的肾动脉狭窄。

（2）肾动脉狭窄超过70%。

（3）患侧肾功能降低，但肾萎缩不明显。

（4）健侧肾内小动脉未出现弥漫性硬化。

（5）大动脉炎静止期。

2. 支架血管成形术

（1）肾动脉球囊血管成形术失败。

（2）肾动脉球囊血管成形术中发生血管痉挛或动脉夹层（内膜剥离）等并发症。

（3）肾动脉球囊血管成形术后再狭窄。

（4）肾动脉闭塞再通后。

（二）禁忌证

1. 球囊血管成形术

（1）肾动脉狭窄小于70%。

（2）未出现相应的症状与体征。

（3）肾功能丧失，肾严重萎缩。

（4）肾动脉闭塞。

（5）大动脉炎活动期。

2. 支架血管成形术

（1）肾动脉狭窄小于70%。

（2）未出现相应的症状与体征。

（3）肾功能丧失，肾严重萎缩。

（4）患者年龄较小。

（5）大动脉炎活动期。

（三）介入放射治疗技术

1. 球囊血管成形术

（1）操作步骤

1）穿刺：选择穿刺股动脉、腋动脉或肱动脉。

2）插管：导管插入肾动脉并造影，交换导丝并插入球囊导管。

3）球囊扩张：球囊大小以4~6mm为宜，先小后大；压力为4~6个大气压；持续时间为30~60秒，间歇时间为3~4分钟。

4）进行跨狭窄段压力差测定。

5）复查血管造影（图7-5-1）。

（2）球囊扩张成功的标志：①球囊凹陷变平或消失。②造影复查狭窄解除或残存狭窄小于30%。③跨狭窄压差小于20mmHg。④肾动脉无明显剥离。

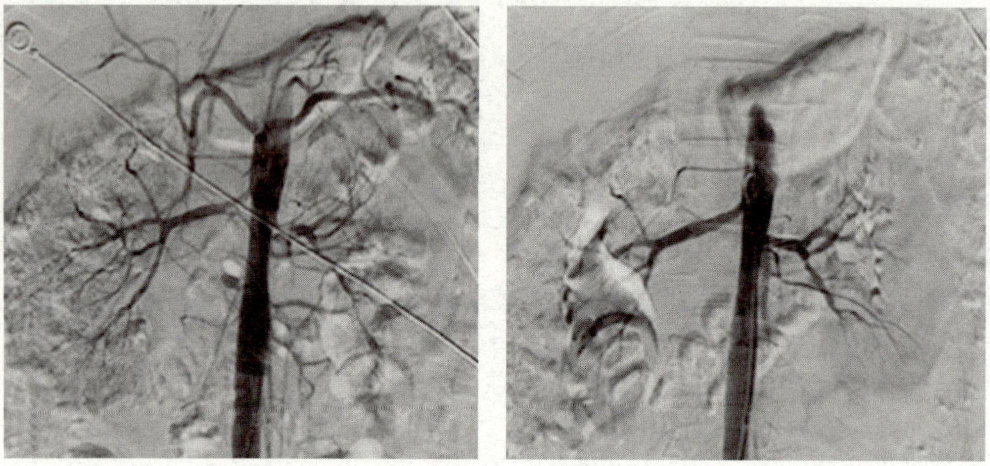

（a）　　　　　　　　　　　　（b）

图 7-5-1　肾动脉狭窄球囊扩张术

（a）右肾动脉狭窄肾动脉造影表现；（b）右肾动脉狭窄球囊扩张术后。

2. 支架血管成形术　操作步骤基本与球囊血管成形术相同，只是增加了输送释放支架一个步骤（图 7-5-2）。

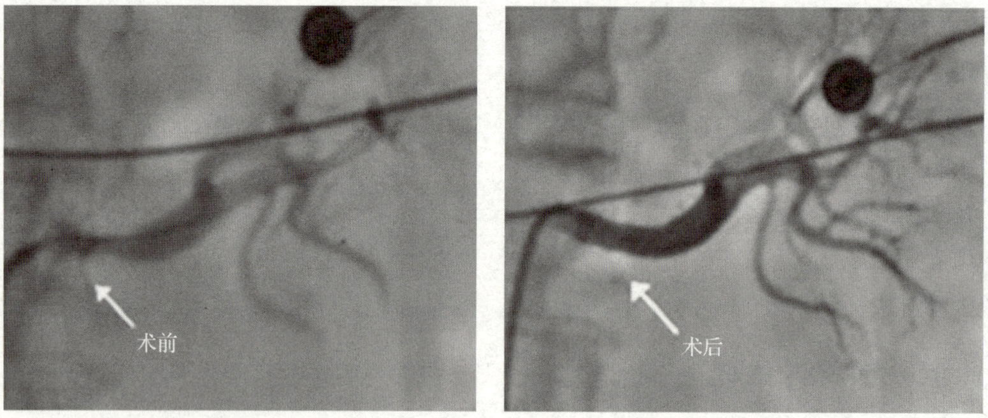

（a）　　　　　　　　　　　　（b）

图 7-5-2　肾动脉狭窄支架置放术

（a）肾动脉狭窄术前；（b）肾动脉狭窄支架置入术后。

（四）术后处理

1. 抗凝，经导管可静脉给予肝素 5000U，口服阿司匹林、潘生丁 3~6 个月。
2. 测量血压。

二、冠状动脉狭窄

冠状动脉狭窄是由多种原因导致冠状动脉管腔变窄，进而出现心肌缺血的疾病。冠状动脉狭窄是一种常见病，多由冠状动脉粥样硬化导致，也可由冠状动脉痉挛和炎症导致。主要临床表现包括胸痛、心悸，可导致心绞痛、心肌梗死、栓塞、心力衰竭等。目前主要通过药物治疗、介入放射治疗等综合治疗。介入放射治疗主要指应用冠状动脉成形术及支架置入术。如果及时治疗，该病预后尚可；如果出现心肌梗死、心力衰竭、严重心律失常，会影响患者的寿命和生活质量，甚至导致猝死。

（一）适应证

1. 药物治疗效果不佳的慢性稳定型心绞痛或不稳定型心绞痛，有明确的心肌缺血证据，多支或单支血管多发狭窄、分叉部狭窄等者。
2. 溶栓治疗后残留严重管壁狭窄或临床症状缓解不明显者。
3. 移植心脏冠状动脉严重狭窄者。
4. 左主干病变不宜行冠状动脉旁路移植术者。
5. 有外科手术禁忌或要经历大的、非心脏手术的冠心病患者。

（二）相对禁忌证

1. 无保护左冠状动脉主干病变或同等病变。一般来讲，左冠状动脉主干狭窄大于 50%，首选冠状动脉旁路移植术，效果更好。
2. 血管完全闭塞超过 6 个月。
3. 病变段血管小于 50%的狭窄。
4. 急性心肌梗死非梗死的相关血管。
5. 下述情况须慎重使用冠状动脉内支架。有出血性疾病或出血倾向，不适合长期抗血小板治疗的患者；血管严重成角或扭曲，预计支架置入困难的患者；血管小但病变段长；有大量血栓；病变严重钙化球囊扩张不满意者；心肌桥。

（三）术前准备

除按照冠状动脉造影术前常规准备导管、导丝等器材外，还需要患者术前 4 日开始口服阿司匹林 100mg/d、氯吡格雷 75mg/d。如果是急诊行冠状动脉成形术，术前立即口服阿司匹林 300mg、氯吡格雷 300~600mg。

（四）操作步骤

1. 穿刺插管 冠状动脉成形术是在冠状动脉造影的基础上，桡动脉或股动脉穿刺成功后，插入导引导管，使之与相应的冠状动脉同轴且有足够的支撑力。插入导引导丝，在 X 线透视及压力监测下，仔细操纵导引导丝使之通过狭窄处，尽量到达病变血管的远端。

2. 送入球囊导管并扩张 将球囊导管沿导引导管送至病变处，加压扩张。

3. 置入支架 需选择适合病变血管直径与病变长度的支架，沿导引导丝送入支架系统，采用不同角度确认支架近端、远端、所覆盖的范围，以及与分支血管的关系合适后，迅速加压充盈球囊，打开支架。一般支架置入应采取≥12 个大气压的高压。置入支架后扩张，若扩张效果不满意，可更换较大直径或短球囊再行扩张。必要时可行血管内超声检查，此方法对血管内支架置入的效果判断具有重要指导价值（图 7-5-3）。

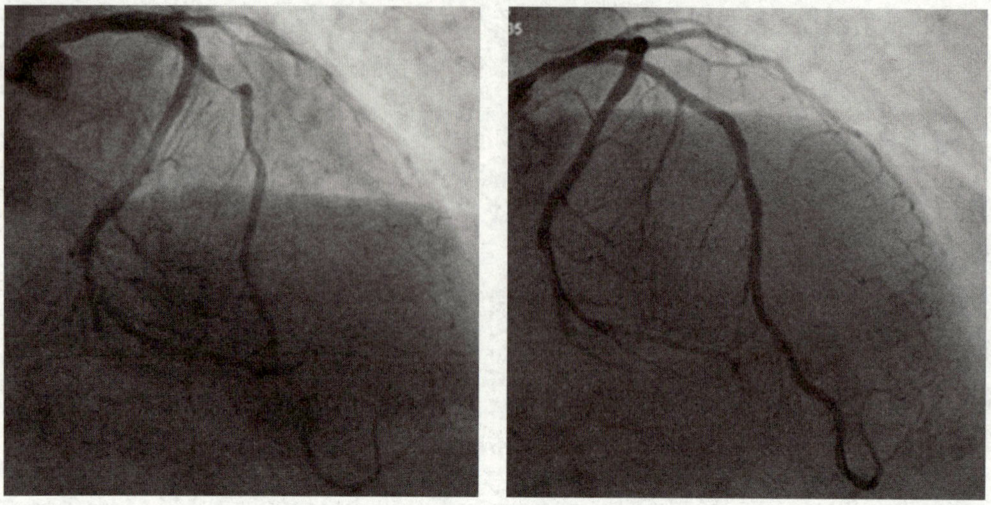

（a）　　　　　　　　　　　　　　　　（b）

图 7-5-3　冠状动脉狭窄支架置入术

（a）狭窄段冠状动脉造影表现；（b）冠状动脉狭窄支架植入后。

4. 术中用药及处理　导引导管到达确定部位后，应用肝素 5000～10 000U（125U/kg）进行肝素化，然后每小时追加原剂量的 30%，以保证凝血活酶时间为 300～400 秒。球囊扩张前、支架置入前和支架置入后可用 150～200μg 冠脉内注射。

（五）术后处理

术后处理主要是拔除动脉鞘管。桡动脉途径可立即拔除鞘管，加压包扎后返回病房。股动脉途径术后可留置动脉鞘管，或待血管缝合后返回病房。普通治疗，可于术中最后一次应用肝素后 4 小时拔除动脉鞘管。急性心肌梗死患者，因病情需要行 PCI 后，立即静脉持续应用肝素，拔除动脉鞘管前 1 小时停止静脉应用肝素，一般于术后 24 小时内拔管，并检测部分凝血活酶时间。

术后继续服用氯吡格雷 75mg/d，至少维持 12 个月；术后服用阿司匹林 300mg/d，持续 1 个月，然后按 100mg/d 剂量长期口服。

（六）并发症

冠状动脉夹层、痉挛及急性闭塞是最常见的并发症，其他较常见的并发症有持续性心绞痛、急性心肌梗死、心室颤动，有时需急诊行冠状动脉旁路移植术。PTCA 术后急性冠状动脉闭塞如为血栓形成所致，可以行溶栓治疗；如为冠状动脉夹层所致，可重复行 PTCA 或放置血管内支架。

操作过程中由于操作不当，会造成冠状动脉穿孔，引起心包积血、心脏压塞等并发症。出现心脏压塞时，立即行心包穿刺术，引流心包积血，并快速补液，同时用鱼精蛋白中和肝素。穿孔血管可置入球囊充气延时堵闭穿孔动脉，如果无效，可置入覆膜支架。

视频：主动脉夹层成形术

三、主动脉夹层

主动脉夹层（aortic dissection，AD）又称主动脉夹层性动脉瘤，是一种严重的心血管急症。当动脉壁内膜出现破口，血液通过破口进入动脉壁形成血肿，并进一步剥离主动脉的内膜和中膜，便会产生主动脉夹层。公认的发病原因是主动脉中膜本身的结构异常和血流动力学异常。发病高危人群包括高血压患者、年龄较大者、主动脉粥样硬化和遗传性血管病患者等。此病病情进展迅速，早期死亡率高，并且发病率与人口年龄增长有关。

（一）分型

经典主动脉夹层表现为血液通过内膜撕裂口进入主动脉壁内，导致血管壁分层，形成由内膜片分隔的真假双腔主动脉。根据夹层的解剖学形态，主动脉夹层可进行如下分型。

1. DeBakey 分型 即根据原发内破口起源与夹层累及范围分类。Ⅰ型：内破口位于升主动脉，而夹层累及范围广泛。Ⅱ型：内破口位于升主动脉，夹层累及范围局限于升主动脉。Ⅲ型：内破口位于主动脉降部上段（锁骨下动脉远端），夹层累及范围在膈肌以上水平者为Ⅲa 型，累及范围至膈肌水平以下者为Ⅲb 型。

2. Stanford 分型 凡是累及升主动脉的夹层均为 A 型，其余均为 B 型。Stanford A 型相当于 DeBakey 分型的Ⅰ型和Ⅱ型，Stanford B 型相当于 DeBakey 分型的Ⅲ型。

（二）适应证

1. Stanford A 型中的逆行性夹层，破口位于降主动脉。

2. Stanford B 型夹层合并重要脏器缺血，主动脉破裂或迫近破裂，顽固性高血压，药物不能缓解的持续疼痛等。

3. 急性发作期胸主动脉最大直径≥4cm 或慢性期胸主动脉最大直径≥5cm，内膜破口距左锁骨下动脉开口 1.5cm 以上。

需要注意的是，急性期主动脉壁处于炎症反应水肿期，导管导丝操作和支架释放容易造成血管壁的破裂，所以只要患者情况稳定，急性期过后再行介入放射治疗更安全。

（三）相对禁忌证

1. 原发破口或初始病变距离左锁骨下动脉≤1cm。

2. 髂-股动脉严重狭窄或扭曲，不适合支架输送系统的进入。

3. 并发心脏压塞、升主动脉及主动脉弓分支血管受累、严重的主动脉瓣反流（≥Ⅱ级）。

4. 病变区血管严重粥样硬化病变或病变区血管直径≥38mm。

5. 主动脉弓与降主动脉的夹层成锐角。

（四）术前准备

血小板计数，出血时间、凝血时间及凝血酶原时间等血管成形术前常规检查；除一般血管造影器材外，还需要其他器材，包括猪尾型导管、超硬交换导丝、覆膜支架和支架输送装置等介入放射器材，以及股动脉切开器械包等。

（五）操作步骤

1. 主动脉造影 患者取平卧位，局麻下穿刺股动脉，插入猪尾型导管至升主动脉行主动脉造影，也可穿刺左肱动脉，插入猪尾型导管经左锁骨下动脉至主动脉行主动脉造影。测量左锁骨下动脉发出后主动脉直径及原发破口至左锁骨下动脉开口距离，测量瘤颈长度、直径、夹层最大直径和长度，据此选择适当口径和长度的植入物，保留此导管作为左锁骨下动脉开口的标志。

2. 暴露股动脉 在局麻、全麻或连续硬膜外麻醉下，于腹股沟区做一纵切口（3~5cm），显露股动脉，穿刺植入指引导管至升主动脉，确认导管位于主动脉真腔。若经股动脉进入的导丝反复进入假腔，则可经肱动脉将导丝由真腔送至股动脉切口处，从股动脉取出导丝，导入指引导管至真腔建立输送通道。

3. 支架置入 全身肝素化后，经导引导管将超硬导丝导入真腔并直达升主动脉，再沿该超硬导丝导入覆膜支架。支架的定位：支架近端固定于左锁骨下动脉开口远端，支架远端固定于夹层裂口以远。

4. 覆膜支架的选择 根据 CTA 和/或 MRI，以及主动脉造影结果，精确测量数据并据此选择支架的种类、规格和数量。一般原则为外径超出相应位置真腔内径的 15%~25%，支架的长度一般为 80~140mm，长度应以完全封堵破口的最短长度为原则，不必与病变主动脉等长，因夹层假腔内很快会形成血栓，而血栓机化会使动脉壁得以加强，而且植入物过长会封闭过多肋间动脉，影响脊髓血运，导致截瘫。急性主动脉夹层时的主动脉壁较慢性主动脉夹层脆弱，此时选择的支架直径约等于破口近端主动脉的直径，一般不超过主动脉直径。

5. 释放支架 覆膜支架到达预定位置，定位后控制性降压至收缩压 60~80mmHg，固定内芯，缓慢后撤外鞘，覆膜支架被缓慢推出释放，自动张开，直至所有支架弹出，恢复血压（图 7-5-4）。

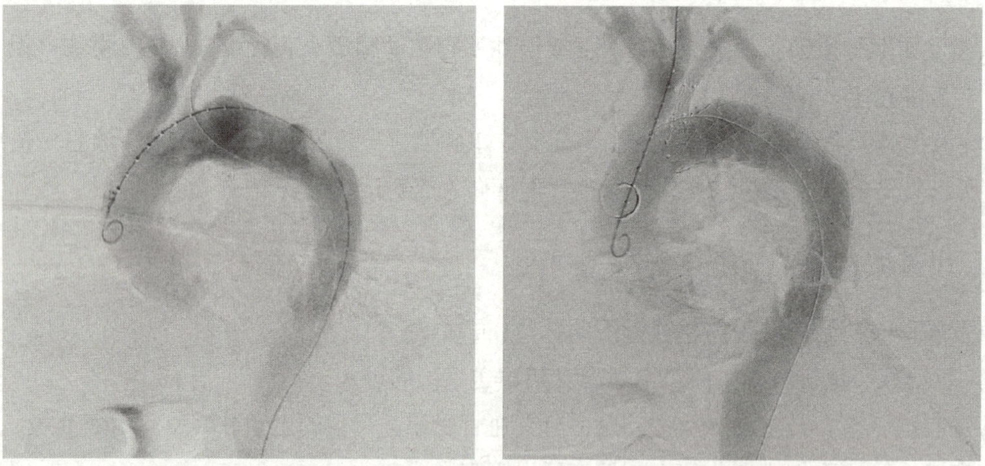

(a)　　　　(b)

图 7-5-4　主动脉夹层支架置入术

（a）主动脉夹层支架释放前；（b）主动脉夹层支架释放后。

6. 再次造影 观察左锁骨下动脉是否通畅，支架是否通畅，支架近端或远端是否存在内漏。

（六）并发症

1. 内漏 是指腔内修复术后从各种途径持续有血液反流入主动脉夹层假腔的现象。小的内漏大部分可自行闭合，但须密切随诊；持续存在的严重内漏可导致主动脉夹层继续增大，甚至破裂。内漏位置多在覆膜支架近段与血管壁接触处之间，特别多见于破口较大且与左锁骨下动脉开口较近的患者，必要时可采用球囊对支架近端与血管接触处进行扩张，或者再次置入第二枚支架。

2. 脑并发症　左颈总动脉、椎动脉被封闭，斑块脱落致脑血管栓塞，控制性降压时间过长等所致。

3. 截瘫　为脊髓缺血性损伤所致，病变位于胸腰段降主动脉时截瘫发生率更高，因此控制腔内支架长度、注意支架放置部位、缩短手术时间等措施有助于减少腔内隔绝术后截瘫的发生。

4. 血管入路损伤　入路血管扭曲、成角，夹层的真假腔之比小于 1/10 等为常见原因。可采用血管造影确定血管入路条件，透视下进入，操作轻柔，避免血管损伤。

5. 夹层破裂　多为管壁撕裂已深达中层，术中血压过高，导丝和输送器直接损伤，用力扩张球囊导致管壁破裂所致，常可破入胸腔、心包腔导致心脏压塞而猝死。

▶知识拓展

格伦茨与冠状动脉成形术

1977 年 9 月 16 日，是冠状动脉介入史上划时代的一天——德国医师安德烈亚斯·格伦茨（Andreas Grüntzig，1939—1985 年）采用塞丁格（Seldinger）技术，实施了全世界首例经皮冠状动脉成形术（percutaneous transluminal coronary angioplasty，PTCA）并获得了成功。在荧光镜的控制下，他用顶端带有一个小气囊的插管，伸入狭窄的冠状动脉内，一点一点地挤压粥样硬化斑块，最终减轻了血管阻塞，增加了血流。他事先准备了 3 根球囊导管，但其中有 2 根在术前检验中破裂了，所以，他在手术中用的是仅剩的一根球囊导管。

格伦茨由此完成了他所说的第一个“冠状动脉 Dotter”，并以此向最早实施血管内治疗的美国放射科医师 Dotter 致敬。

—• 考试知识点总结 •—

—• 本章小结 •—

—• 协和云课堂……　拓展练习及参考答案 •—

（宋　剑　彭　磊）

教学课件

第八章　非血管管腔扩张术

学习目标

素质目标

（1）具有对患者细致关怀、负责的服务意识。

（2）具有精准操作、严守规范的专业素养。

知识目标

（1）掌握：非血管管腔扩张术的概念、治疗机制、器材。

（2）熟悉：非血管管腔扩张术的操作方法。

（3）了解：非血管管腔扩张术的临床应用。

能力目标

能辅助介入医师做好非血管管腔扩张术的术前准备、完成手术操作及术后处理。

案例导入

【案例】

患者，男，71 岁。因进行性吞咽困难 1 月余来诊。患者消瘦，营养状况差，睑结膜苍白，右侧锁骨下可扪及肿大的淋巴结，位置固定。上消化道钡剂检查：食管中段不规则狭窄，范围约 7cm，可见不规则充盈缺损及龛影，钡剂通过困难，相应食管上段明显扩张。诊断：中段食管癌。CT 检查：食管中段管壁不规则增厚，与周围组织无明显分界，纵隔内可见多发淋巴结影，最大者直径约 1.6cm；肝左、右叶可见多发类圆形低密度影，最大者约 5.0cm×6.0cm。增强扫描：肿瘤边缘可显示环形不规则强化，部分可见“牛眼征”。考虑食管癌合并纵隔淋巴结转移、肝多发性转移瘤。

【问题】

针对上述患者，应该采取哪种介入放射技术治疗最好？

·核心知识拆解·

介入放射技术不仅常用于血管狭窄、畸形等扩张成形治疗，也常用于炎症、肿瘤等原因所致非血管管腔狭窄，可以永久或暂时保持管腔的通畅，维持机体正常的生理功能。

非血管管腔扩张术（non-vascular dilatation），是介入放射学最重要的基本技术之一，可定义为：当非血管管腔发生狭窄或阻塞时，在X线电视透视下，通过球囊成形术及支架置入术来重建管腔，从而达到预期治疗目的的技术。

非血管管腔扩张术的主要治疗机制：当人体内的消化道、气道、胆管、尿道及输卵管等软组织中空管腔发生狭窄或阻塞时，可通过球囊成形术及支架置入术使管腔重建，以解除狭窄及梗阻，从而达到再通治疗目的。

第一节 器 材

非血管管腔扩张术是在PTA的基础上发展起来的，其沿用和改进了PTA应用的器材，如球囊导管、支架等，从材质、规格和型号上更适用于各种非血管管腔的扩张。

一、球囊导管

扩张食管的球囊导管为双腔单囊，结构同PTA中的Grüntzig球囊导管。球囊的材料为聚乙烯，可耐受较高压（6~8个大气压）。球囊有多种规格，直径为1.2~4.0cm，临床常用球囊的直径为2.0~3.0cm。球囊长度为3~10cm。导管长度为75~100cm。

二、支架

（一）食管支架

根据金属丝连结方式的不同，可分为Z形支架、网状支架等。有的支架外围有膜包裹称覆膜支架，有的支架下端口部有防止胃内容物反流入食管的装置称为防反流支架，还有可回收支架等。

1. Z形支架 这种支架的优点为弹性大，扩张力强，可以展开至较大直径。Z形支架（图8-1-1）的支撑力与支架的金属丝的粗细，Z形弯曲的角度、长度及数量有关。

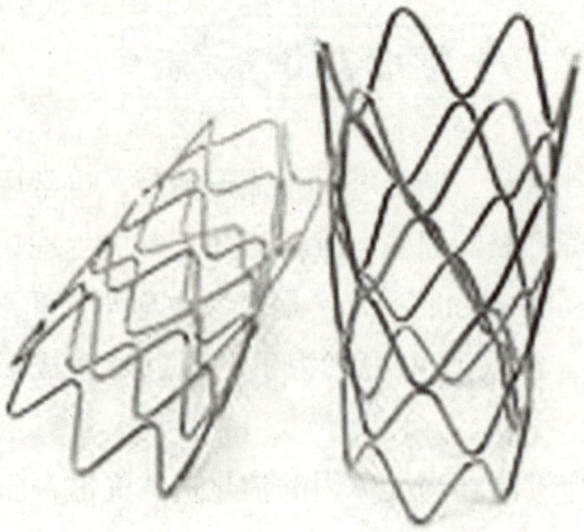

图 8-1-1　Z 形支架

2. 网状支架　这种支架应用最多。网状支架（图 8-1-2）分自扩式和球囊扩张式、覆膜支架和裸支架。覆膜支架（图 8-1-3）外围用尼龙、塑料或硅胶包裹，阻止食管肿瘤从支架的网眼中长入支架内，防止食管再狭窄阻塞和延迟再狭窄的时间。覆膜支架还可封闭窦道而用于治疗气管食管瘘（图 8-1-3）。

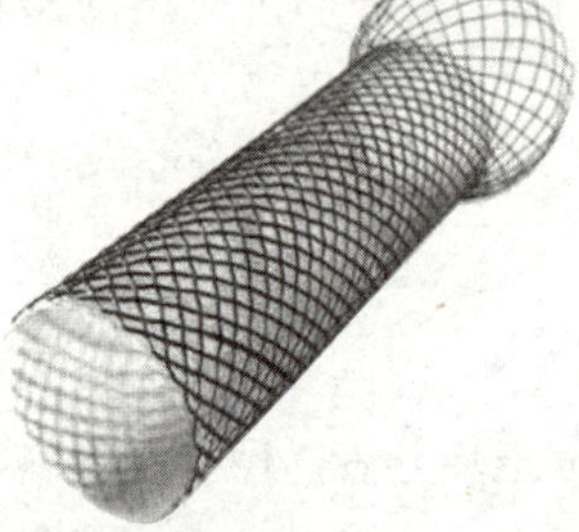

图 8-1-2　网状支架

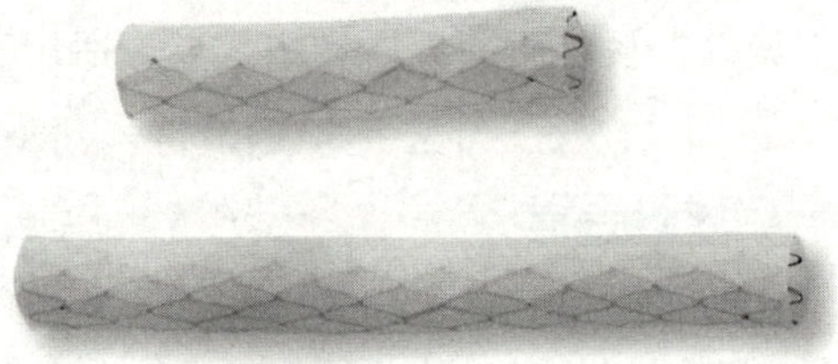

图 8-1-3　覆膜支架

3. 防反流支架　支架的远端有二尖瓣式的塑料膜斜形对合，食物可以从上往下通过食管进入胃内，却不能由胃内反流进入食管，因此可以防止反流性食管炎发生（图 8-1-4）。

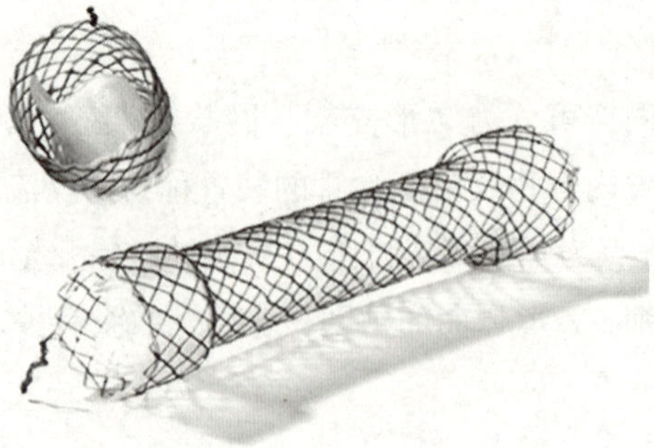

图 8-1-4　防反流支架

4. 可回收支架　支架的近端套有一尼龙线圈，回收时用细钩钩住尼龙线圈，抽拉使支架缩细后，可收入套鞘内取出（图 8-1-5）。

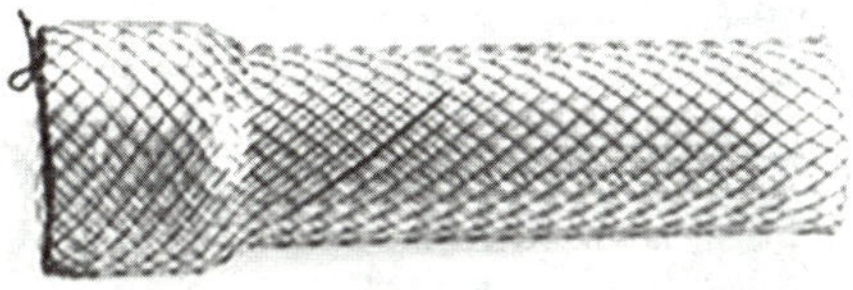

图 8-1-5　可回收支架

（二）胆管支架

早期多用 Z 形支架，目前多使用自扩式支架（图 8-1-6），球囊扩张式支架用于胆管较少。

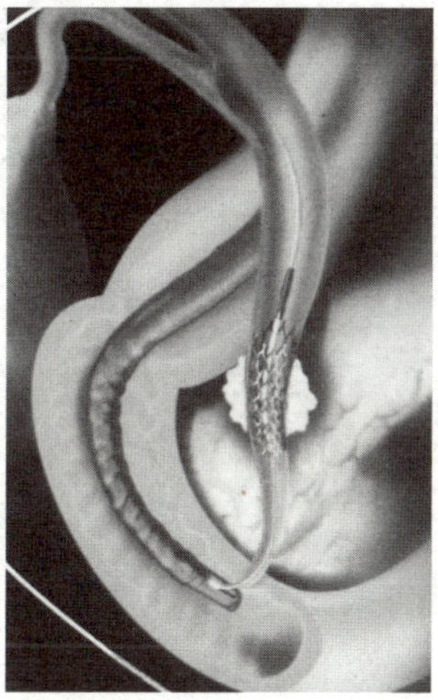

图 8-1-6　胆管自扩张式支架

（三）尿道支架

尿道支架有双螺旋支架、双蕈状支架、永久性支架等三种。

1. 双螺旋支架　由镀金金属制成，为暂时性支架。

2. 双蕈状支架　由塑料制成，在支架两端各有一网篮状结构，为暂时性支架。

3. 永久性支架　包括 Z 形支架、镍钛合金网状支架（图 8-1-7）。

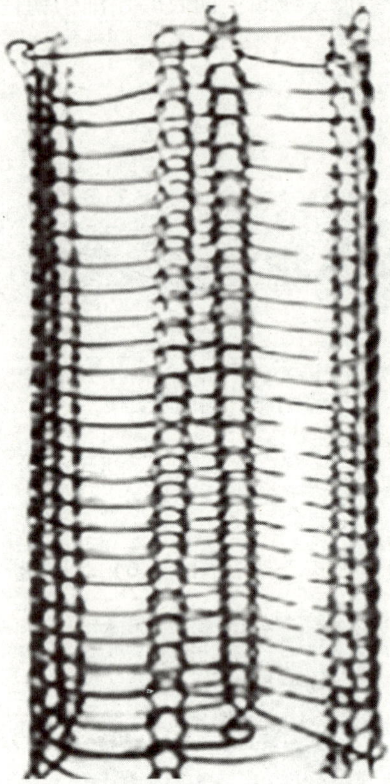

图 8-1-7　前列腺 Z 形支架

三、支架输送器

支架输送器大致可分为套管式和捆绑式两种。

1. 套管式输送器　头部呈橄榄状，其余部分套在鞘内，输送器远端与鞘之间套一支架，在其沿导丝送至管腔狭窄处后，将鞘退回，使支架逐步暴露释放，最后回收全套器械（图 8-1-8）。

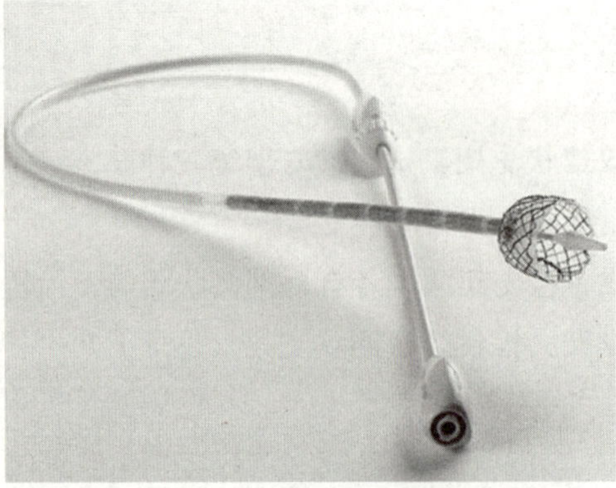

图 8-1-8　食管支架套管式输送器

2. 捆绑式输送器　在制造时即用丝线将支架捆绑在输送器前端，丝线尾部留在输送器的后端，在将其沿导丝送至管腔狭窄处后，拉动丝线，即可释放支架。

第二节　临床应用

非血管管腔扩张术采用球囊扩张术和支架置入术解决非血管管腔狭窄阻塞性病变，主要用于食管、胆管、气道（气管，支气管）、尿道及输卵管良恶性病变，维持各种生理管道的通畅。

一、食管狭窄

食管狭窄扩张成形术是在电视监视下，经口腔或鼻腔，用导丝引导，将球囊导管或支架送至食管狭窄处，对狭窄部位扩张治疗的一种介入技术。

（一）食管狭窄球囊扩张成形术

1. 适应证

（1）食管良性狭窄。

（2）手术后疤痕狭窄（应在术后2~3个月后进行）。

（3）食管外压性狭窄。

（4）食管癌支架置入前。

（5）食管功能性狭窄。

2. 禁忌证

（1）食管灼伤后急性炎症期（3个月后瘢痕形成之后可进行）。

（2）术后3周内狭窄。

（3）食管癌伴气管食管瘘。

3. 术前准备

（1）患者准备：术前了解病史、影像学检查；术前应对患者及家属说明球囊扩张治疗时的感觉和扩张后的效果；术前4小时要禁食、禁水，取下假牙；对不能很好配合的儿童患者术前应用冬眠药物或静脉麻醉。

（2）器械准备：导丝与导管、咽部喷雾器、开口器、球囊导管（球囊直径为2.0~3.0cm、球囊长度为3~10cm）。

（3）药物准备：1%丁卡因或1%达克罗宁，为喷雾麻醉用药；盐酸山莨菪碱（654-2），术前肌内注射可抑制口腔内分泌物增多和解除痉挛；镇静药或镇痛药（必要时应用）；抗炎药物（必要时）。

4. 操作步骤

（1）患者仰卧于DSA检查床上，头部垫好敷布，准备好接受患者呕吐物的容器和纸巾。

（2）患者张口，口咽部局部喷雾麻醉，固定开口器。

（3）在电视监视下将导管送入食管内，并经导管造影显示食管狭窄段。

（4）将导丝经导管送入食管并使之通过狭窄部位，导丝通过成功后沿导丝将导管送过狭窄段进入胃内，注入对比剂证实导管位置。

（5）交换硬导丝并送入球囊导管，确认球囊跨越狭窄段。

（6）用注射器向球囊内注入稀释的对比剂，在电视监视下，根据患者的疼痛反应，适当加压，间隔 3~5 分钟，重复扩张。

（7）球囊缩窄环消失，扩张成功，退出导管（图 8-2-1）。

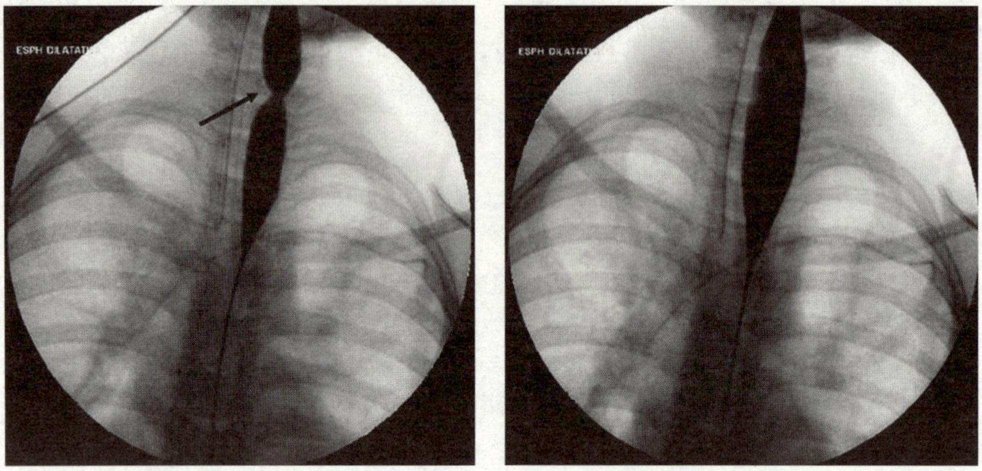

（a）　　　　（b）

图 8-2-1　食管狭窄球囊扩张成形术

（a）术前；（b）术后。

5. 注意事项

（1）必须确认导丝导管位于食管管腔内，才能进行下一步操作。

（2）若狭窄段管腔超过球囊长度，应由远端至近端分段扩张。

（3）严重的狭窄应先由小口径球囊开始扩张，再用较大口径球囊扩张。

（4）严重的狭窄扩张时出现疼痛，不应给予镇痛药。

（5）术中需随时清除口腔反流的液体。

（6）化学性灼伤常为多处狭窄，术前应明确狭窄部位与程度。

6. 术后处理

（1）定期进行稀钡食管造影复查（1 周左右）。

（2）术后需禁食 1 天，半流质饮食 2~3 天。

（3）两次扩张治疗间隔时间应在 1 周以上。

7. 并发症

（1）食管黏膜损伤出血。

（2）食管穿孔。

（3）食管破裂，出现纵隔气肿、气胸、胸腔积液。

（二）食管狭窄支架置入术

1. 适应证

（1）食管良、恶性狭窄或支气管食管瘘，不能或拒绝手术者。

（2）化学性或放射性损伤所致的食管狭窄。

（3）外科手术后食管-胃吻合口狭窄。

（4）肿瘤压迫所致的食管狭窄。

2. 禁忌证

（1）食管良性狭窄未行球囊扩张成形术者。

（2）食管癌晚期，出现恶液质表现。

（3）有凝血机制障碍未能纠正者。

（4）高位食管癌或因颈部肿瘤压迫引起吞咽困难者。

3. 术前准备

（1）患者准备和药物准备同球囊扩张术。

（2）器材准备：主要是食管支架的准备。食管支架的类型有 Z 形、覆膜型、编织型、防滑型、防反流型、自扩式等，常见为覆膜防滑型。支架直径为 16~25mm，以长度超出病灶 2mm 为宜。

视频：食管支架放置术

4. 操作技术

（1）球囊扩张，球囊直径比支架直径小 2~3mm.

（2）交换硬导丝，退出球囊导管。

（3）送入支架输送器。

（4）通过输送器送入支架，定位准确后释放支架（图 8-2-2）。

（5）球囊扩张支架。

（6）术后造影，明确支架位置、展开程度、是否穿孔等。

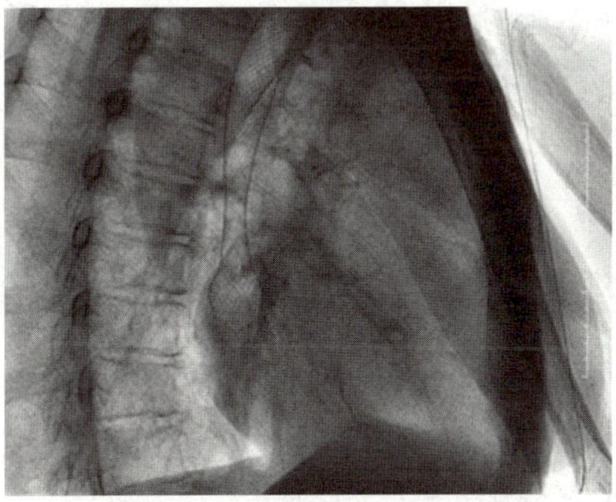

图 8-2-2　食管支架置放术后

5. 术后处理

（1）定期行食管稀钡造影复查（1 周左右）。

（2）术后需禁食 1 天，半流质饮食 2~3 天。

6. 注意事项

（1）必须确认导管与导丝在食管腔内才允许操作。

（2）支架放置位置不宜过高，一般不超过环状软骨下缘 3cm。

（3）输送器常较粗且硬，应轻柔小心插入。

（4）支架需通过贲门时宜选择防反流支架。

（5）食管癌放疗或化疗后，肿瘤体积缩小，支架有可能发生移位。

7. 并发症

（1）支架阻塞：食物嵌入或肿瘤长入阻塞。

（2）支架移位。

（3）食管穿破。

（4）反流：见于食管-胃连接部或食管-空肠吻合口支架。

（5）出血。

二、胆管狭窄

视频：胆道成形术

胆管狭窄所致的梗阻性黄疸曾以外科手术为主，20 世纪 70 年代开始尝试应用介入放射治疗，主要介入放射治疗方式有经皮经肝胆管内外引流术（percutancous transhepatic cholangial drainage，PTCD）、球囊扩张成形术、支架置入术等。

胆管狭窄的主要病因：胆管结石、手术或放疗后狭窄、炎性狭窄、胆道蛔虫病、胆管癌、胰头癌、壶腹癌、先天性胆管囊肿。

（一）适应证与禁忌证

1. 适应证

（1）胆管恶性狭窄：因胆管癌、胆囊癌、肝癌、肝门部肿瘤、胰头癌、胰十二指区肿瘤侵犯或压迫、肝门及胆管周围转移淋巴结压迫引起的胆管狭窄。

（2）胆管良性狭窄：手术后、胆-肠吻合口、胆管炎、胰腺炎等所致的胆管狭窄。

2. 禁忌证

（1）有明显出血倾向者。

（2）大量腹水者。

（3）肝衰竭者。

（4）胆管广泛性狭窄者。

（二）术前准备

1. 患者准备 完善术前实验室检查。

2. 器材准备 穿刺针、导管、导丝、扩张管、球囊导管（8~10cm）、胆道支架等。

（三）操作步骤

1. 经皮经肝胆管造影或 PTCD 引流管胆管造影，明确梗阻部位、程度、范围。

2. 经穿刺针或 PTCD 引流管引入导丝和导管于胆管内并越过狭窄部，将导丝头端送入胆总管下部或十二指肠内。

3. 引入球囊导管扩张狭窄部。

4. 球囊扩张成功后，送入支架输送器，经准确定位后释放支架。

5. 支架释放成功后引入导管，再次造影了解胆管开放情况（图 8-2-3）。

6. 如支架开放良好，将导管换成内外引流管，留置引流 14 天，定期造影观察（2~3 天 1 次），注意支架是否通畅，观察黄疸消退情况。

7. 如支架展开不充分，可引入球囊导管再次扩张支架。

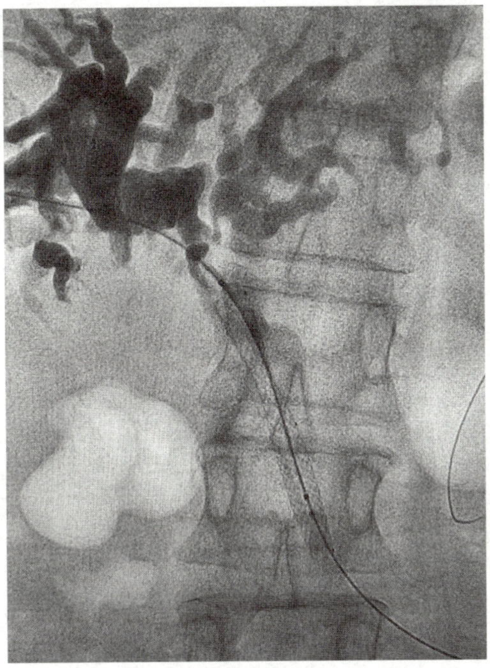

图 8-2-3 胆管支架置入术后

（四）注意事项

1. 尽可能先行 PTCD 内外引流 1 周以上。
2. 支架置入成功后，尽可能保留引流管 3 天以上并保持闭管状态。
3. 若穿刺后未经引流直接留置支架，则需留置引流管 1 周以上，观察有无出血、支架展开程度、胆管通畅情况。
4. 肝门部左右肝管均有狭窄时，应分别行左右肝管引流，并分别放置支架至胆总管。
5. 胆总管下端或壶腹部狭窄时，支架稍突入十二指肠内即可。

（五）术后处理

1. 抗炎治疗。
2. **病因治疗** 如有恶性梗阻，可进行放疗、化疗、灌注、栓塞；如有结石，可进行网篮取石。

（六）并发症

常见的并发症有出血、胆管穿孔、胆管–十二指肠瘘、支架阻塞、支架机械性断裂、支架脱落等。

三、输卵管阻塞

输卵管阻塞是造成不孕症的常见原因，临床诊断以子宫输卵管造影、通液试验等方法为主。20 世纪 80 年代开始开展选择性输卵管造影及输卵管再通术进行治疗。

（一）适应证与禁忌证

1. 适应证 输卵管间质部、峡部、壶腹部阻塞。

2. 禁忌证

（1）壶腹远端及伞部阻塞。

（2）严重的间质部闭塞。

（3）结核性输卵管阻塞及盆腔炎症。

（4）严重心力衰竭。

（5）活动性肺结核。

（6）发热。

（7）月经期。

（二）术前准备

1. 患者准备 月经期后3~7天进行手术。术前行输卵管造影和通液试验等影像学检查；血常规，凝血功能检查；碘过敏试验。

2. 器材准备 阴道窥阴器、带负压真空帽的子宫输卵管造影装置、真空同轴导管（9F，长32cm、尾端有活瓣；5.5F，长50cm，远端弯曲成45°；3F，长65cm）。

（三）操作技术

1. 患者仰卧，取截石位，常规消毒、铺巾。
2. 使用窥阴器扩张阴道，暴露子宫外口。
3. 将真空装置中心管锥形头插入宫颈外口，抽吸真空帽，使真空帽吸附在子宫颈上。
4. 经中心管注入对比剂进行子宫输卵管造影（图8-2-4）。

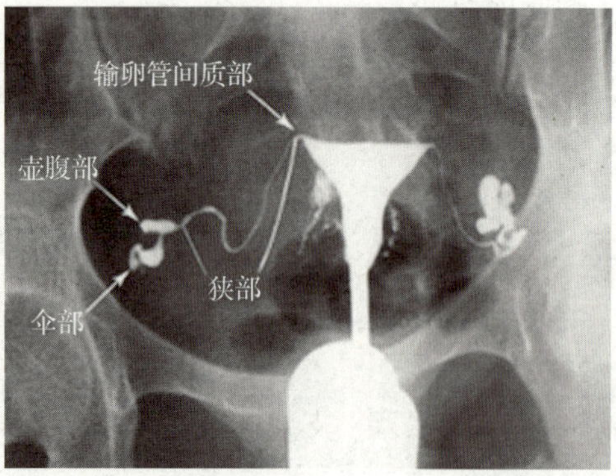

（a）

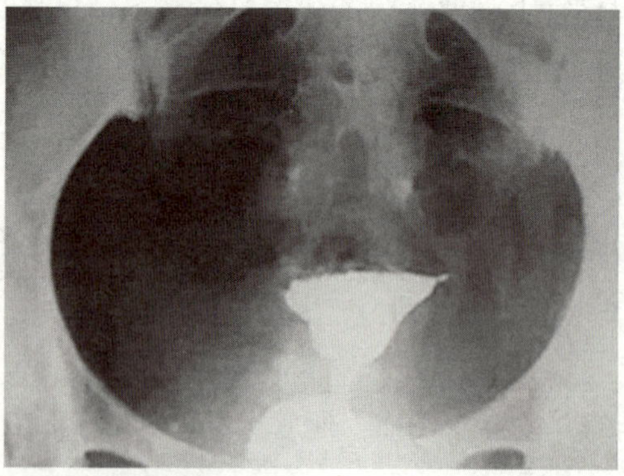

（b）

图8-2-4 子宫输卵管造影

（a）正常；（b）双侧输卵管阻塞。

5. 经中心管插入同轴导管。
6. 将9F引导导管放置在宫颈内口上1~2cm处，再将5.5F导管前端送至子宫角部引入导丝，并送入5.5F导管于输卵管口行输卵管造影。

7. 确认 5.5F 导管头端置入输卵管口，插入 0.015in 软导丝及 3F 导管至输卵管腔内。
8. 向前推送导丝再通阻塞部，沿导丝送放 3F 导管通过阻塞部。
9. 注入对比剂，显示再通成功，拔管、结束治疗。

（四）并发症

常见的并发症有输卵管穿孔、感染、静脉逆流、术后再狭窄等。

四、气管、支气管狭窄

气管、支气管狭窄由气管、支气管管腔的狭窄、阻塞或管外压迫所致，会出现严重的呼吸困难，甚至窒息、死亡。

气管、支气管狭窄可分为良性狭窄及恶性狭窄。①良性狭窄：是气管、支气管结核、外伤、手术、气管切开、气管插管、异物、良性肿瘤及淀粉样变性等引起的气管、支气管占位性或瘢痕挛缩性狭窄，以及病变对气管、支气管壁破坏或压迫导致的狭窄。②恶性狭窄：是因肺癌、食管癌、纵隔肿瘤等压迫或侵犯气管、支气管引起的严重狭窄。这类恶性狭窄晚期大多数会失去手术机会，保守治疗几乎无效。患者呼吸困难症状较重，病情危急，如遇痰液堵塞狭窄的气管，患者随时有窒息死亡的危险。紧急进行气管、支气管扩张重建是缓解呼吸困难、挽救患者生命的唯一有效措施。

（一）适应证与禁忌证

1. 适应证

（1）各种原因引起的气管狭窄，并且狭窄上端距声门 5mm 以上、狭窄下端距隆突 5mm 以上。
（2）各种原因引起的主支气管狭窄、隆突区狭窄、叶支气管狭窄。
（3）各种原因引起气管、隆突和主支气管复合狭窄。
（4）各种原因引起的主支气管和叶支气管复合狭窄。
（5）喉室-声门区严重狭窄的急诊抢救。

2. 禁忌证

（1）广泛性小气道狭窄。
（2）机体极度衰竭。
（3）严重凝血功能障碍。

（二）术前准备

1. 常规术前检查 血、尿、便常规，血糖、电解质，以及肝、肾、凝血功能等血液检查，以及正位胸部 X 线片、心电图等。

2. 术前特殊准备 通过胸部 CT 检查详细了解气管、支气管狭窄段的部位、范围及程度，以助于合理选择支架的类型和大小；了解肺部情况，方便与术后对比。最常见的恶性气管狭窄为隆突区左、右支气管分叉部狭窄，需要选择特殊的倒 Y 形气管支架（图 8-2-5）。

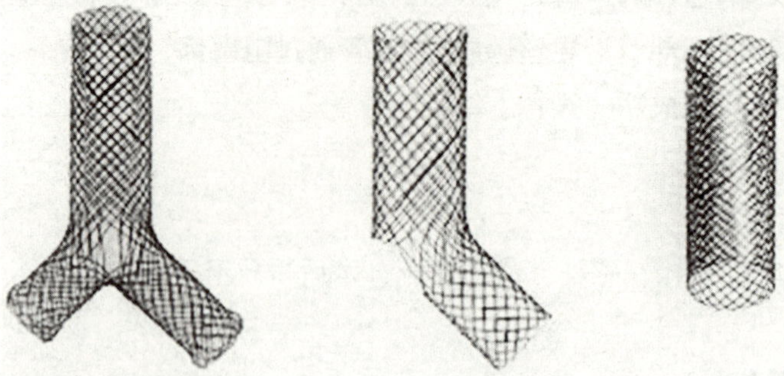

图 8-2-5　气管支架

3. 螺旋 CT 及重建技术　可作为气管支架检查和随访的常规手段。多平面重建可以从冠状位、矢状位等很好地显示气管狭窄的位置、程度。

4. 确认狭窄部位　术前舌下含服丁卡因 3~4ml 进行咽喉部局部麻醉，透视下确认狭窄部位，或经导管造影确认狭窄段位置及范围。

（三）操作步骤

1. 采用经口腔插管，导管、导丝配合经喉进入气管，退出导丝。

2. 交换引入加强导丝，沿加强导丝送入气管内输送器及支架，透视监视下以狭窄段为中心释放支架，成功后退出输送器。

3. 气管狭窄段以远的气管内潴留有大量痰液时，气管支架置入后需向两侧主支气管内分别引入吸痰管，反复抽吸排出痰液，以改善呼吸困难。

（四）术后处理

气管、支气管内支架置入后需雾化吸入 1~2 周，合并肺不张时进行深呼吸和吹气球锻炼，促使不张的肺复张。

（五）注意事项

1. 手术操作过程中应迅速、轻柔、熟练、准确，在尽可能短的时间内完成支架的释放。

2. 术前，应依据胸部 CT 扫描、胸部 X 线片、透视等影像检查明确气管狭窄段长度及直径，选择合适的支架，原则上支架的长度需要长于狭窄段两端各 10~20mm。

（六）并发症

常见的并发症包括再狭窄、支架移位、支架断裂、支架突入血管等。

1. 再狭窄　支架置入后，较常出现慢性肉芽组织形成，随着时间进展，气管黏膜层和肉芽组织会长入支架腔内，造成气管梗阻。恶性狭窄如不辅以后续抗肿瘤治疗，支架置入后 3~6 个月时也可出现再狭窄。

2. 支架移位　主要由支架直径大小选择不当、置入不到位或患者剧烈咳嗽引起。可发生于术中，也可发生于置入支架 48 小时内。

3. 支架断裂　较罕见，假如发生，则需取出支架。

4. 支架突入血管　是最严重的并发症，可以引起气管出血。可选择支气管动脉栓塞术或行外科手术。

5. 其他　出血，气管、支气管穿孔、气胸、肺部感染等。

五、尿道狭窄

尿道狭窄（urethral stricture）是泌尿系统常见疾病，多见于男性。临床上常见先天性尿道狭窄，如先天性尿道管腔狭窄、先天性尿道外口狭窄，以及尿道瓣膜、精阜肥大等；炎症性尿道狭窄，常因尿道感染所致；外伤性尿道狭窄，多因损伤初期处理不当所致。另外，良性前列腺增生是中老年男性尿道狭窄的常见原因。介入治疗是尿道狭窄的重要治疗方法，主要包括输尿管和尿道球囊扩张术和支架置入术。

（一）适应证与禁忌证

1. 适应证

（1）尿道外伤、术后瘢痕及其他原因所致的尿道良性狭窄引起充溢性尿失禁及肾功能损害。

（2）出现前列腺增生梗阻等引起的症状和体征，如排尿困难，膀胱残余尿量>50ml 及尿潴留等。

（3）高龄、体弱等原因不能接受或不愿接受外科手术者。

2. 禁忌证

（1）有尿道、膀胱的急性化脓性炎症，需待炎症治疗好转后再行介入治疗。

（2）有膀胱、尿道结石，需待结石取出后再做支架置入术。

（3）有膀胱、前列腺恶性肿瘤者。

（4）合并严重包茎、前尿道狭窄者。

（5）神经源性膀胱。

（6）前列腺段尿道长度小于 2cm 时，不宜置入支架。

（二）术前准备

1. 常规准备　血尿常规、凝血功能、肝肾功能等实验室检查等。

2. 相关药物和器械准备　利多卡因和碘对比剂，导尿包，0.035in 或 0.038in 超滑导丝，直径 5~10mm 的扩张球囊，支架及其置入装置。

（三）操作步骤

1. 球囊扩张术

（1）在 DSA 引导下，常规消毒、铺巾、局部黏膜浸润麻醉。

（2）用一次性导尿管行逆行性尿道造影，明确前列腺对尿道的挤压情况、尿道狭窄段的长度及程度等。

（3）用直径 5~10mm 的球囊导管对尿道狭窄段进行逐级扩张，保持压力 10~15 分钟，重复 3~4 次。

（4）退出球囊后再次造影，至确定尿道通畅为止，后保留导尿管 24 小时。

2. 支架置入术

（1）膀胱造影：在X线透视监视下，将30%的碘对比剂80~250ml，通过导尿管或膀胱造瘘口管注入膀胱，多角度观察膀胱尿道内口的形态并摄片。

（2）尿道造影：将导尿管拔出至前尿道，注入对比剂，分别取尿道斜位、正位及立位排尿相，测量尿道狭窄段的长度并进行定位和标记（图8-2-6）。

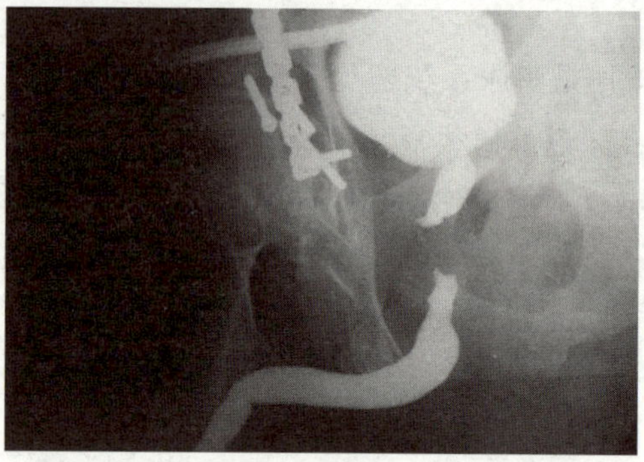

图8-2-6 尿道狭窄膀胱尿道造影表现

（3）支架置入：用2%利多卡因行尿道黏膜麻醉，在X线透视引导下经尿道口插入导丝，将导丝的前端插入膀胱内，沿导丝送入支架输送器，根据造影结果，将支架送到前列腺尿道最狭窄部位，缓慢释放支架，支架的近端平膀胱颈尿道内口或距离膀胱颈尿道内口2~3mm为宜，支架的远端应与尿道膜部保留5~10mm距离。待支架完全膨胀开后，退出导丝和输送器，再进行逆行尿道造影，了解尿道的通畅情况。

（四）术后处理

嘱患者多饮水，保持较多尿量。给予定期膀胱冲洗，长期预防便秘。有尿频、尿急、尿痛等尿路刺激症状者，应及时对症处理，碱化尿液可减轻尿路刺激症状。

（五）疗效评价

球囊成形术治疗因手术、外伤、炎症等造成的尿道狭窄，多数报道近期有效率为71%~97%。对于严重瘢痕纤维化，普通球囊成形术疗效欠佳，使用高频电切球囊或切割球囊，可取得良好的疗效。

▶知识拓展

输尿管狭窄

输尿管狭窄可由先天性或继发性原因引起，包括开放手术或内镜手术、结石、创伤等。其中，医源性损伤是引起输尿管狭窄的主要原因，可能导致诸多后遗症，如上尿路扩张和肾脏区域疼痛等。若未得到有效医治，最终可致肾积水、泌尿系统感染、慢性肾功能不全，甚至肾衰竭。

输尿管狭窄的治疗对泌尿外科医师来说是一个复杂的挑战，可以采用输尿管端端吻合术、膀胱瓣输尿管成形术等进行狭窄修复，同时利用自体补片进行输尿管重建的案例近年来也越来越多。也可以采用输尿管支架置入术、球囊扩张术等进行治疗。另外，随着腹腔镜技术的进步，除上述治疗方法外，泌尿外科医师还可以联合腹腔镜进行输尿管修复重建，该治疗方法具有早日康复、减少失血和疼痛的优势。

考试知识点总结

本章小结

协和云课堂……　拓展练习及参考答案

（王夕欣　孙小英）

教学课件

第九章 其他介入放射技术

学习目标

素质目标

（1）具有严谨求实、注重细节的职业态度。

（2）具有关爱患者、勇于担当的医德观念。

知识目标

（1）掌握：其他介入放射技术的适应证、禁忌证和并发症。

（2）熟悉：下腔静脉滤器的置入和经皮腰椎间盘介入的主要操作步骤。

（3）了解：经皮腔内异物取除术和放射性粒子植入术。

能力目标

（1）能思考具体案例寻找答案，能分析问题、解决问题。

（2）能学习各种临床病历分析方法，提高临床分析能力和临床诊断能力。

（3）能了解最新发展动态及最新研究成果。

案例导入

【案例】

患者，男，64 岁。3 年前因劳累、受凉导致腰痛，久站久坐后加重，伴腰部屈伸活动不利、左下肢放射痛。现因间断性腰痛 3 年，加重 1 月余，保守治疗无效就诊。MRI 检查，$L_4 \sim L_5$、$L_5 \sim S_1$ 腰椎间盘突出，椎管狭窄。

【问题】

1. 针对该患者，有何治疗方法？
2. 该患者希望用微创方法进行治疗，可选择哪些介入放射治疗方法？
3. 以上介入放射治疗方法有何不同？

·核心知识拆解·

介入放射治疗技术在临床上主要用于心血管领域。心脑血管疾病介入治疗和经血管肿瘤介入治疗应用广泛。除此以外，在非血管管腔疾病，如消化管道、呼吸管道、泌尿道的狭窄及肿瘤的治疗中，介入治疗也发挥了不可比拟的作用。在既往必须切开手术才能完成治疗的疾病，如体内异物、椎间盘突出，应用介入技术，可以实现微创治疗，减轻患者痛苦。对于恶性肿瘤的治疗，除了传统的介入化疗、栓塞等治疗方法，通过介入技术的放射性粒子的植入治疗，开辟了肿瘤介入治疗的新途径。本章主要介绍经皮异物取除术、下腔静脉滤器置入术、椎间盘突出的介入治疗、经皮椎体成形术及放射性粒子植入术的临床应用。

第一节　经皮异物去除术

经皮异物取除术是指在医学影像设备的引导下，利用经皮穿刺技术，引入导丝、导管及特殊异物抓取装置，将人体内的异物取出至体外的微创介入治疗技术。传统治疗方法是通过外科手术切开取除，不仅创伤大，还增加了患者的经济和心理负担。经皮异物取除术自 20 世纪 60 年代开始在临床应用，随着介入放射学方法和器械的不断改进，经皮异物取除术成功率不断提高，使患者避免了创伤较大的外科手术。

一、经皮心血管腔内异物去除术

（一）概述

经皮心血管腔内异物取除术是指在医学影像设备的监视下，利用经皮穿刺，引入导管、导丝及特殊取异物装置将心血管腔内异物取出的技术。

心血管腔内异物多见于心脏及大血管腔内，常因诊断检查或治疗过程中腔内操作意外而引起。如果不及时处理，可导致患者心血管机械性损伤、穿孔、破裂，血栓形成及栓塞，心律失常及感染等，严重时可导致患者死亡。

介入诊疗操作残留的异物可分为两大类：一类是各种断裂或滑脱的导管、导丝；另一类是各种移位或脱落的其他介入器材，如先天性心脏病封堵器、腔静脉滤器、球囊、支架及弹簧圈等。以往多通过外科手术取除异物，但外科手术需开胸、开腹，切开心脏或血管，损伤大、并发症多、恢复慢，故利用创伤小的介入放射学技术其独特的优势。该手术创伤小、安全性高、应用广泛。

心血管腔内异物临床症状根据异物的类型、大小、部位不同而有较大的差异。外周血管内异物，患者多无临床症状或仅出现血管栓塞症状；心腔内或心瓣膜之间的异物，可出现心律失常；肺动脉内异物，可出现肺动脉栓塞症状，如胸痛、呼吸困难等；异物刺破血管，可出现局部疼痛及血肿，严重者可出现休克，甚至死亡。

（二）适应证和禁忌证

已经证实的心血管腔内各种异物，并可能引起相应并发症者均可以应用经皮心血管腔内异物取除术取除。但是，牢固粘连于心血管壁的异物或已经发生心血管壁穿孔的异物，仍建议采用外科手术取除。

（三）器材

经皮心血管腔内异物取除术属于血管介入的范畴，除常规心血管造影设备和器械外，临床常用的特殊取异物装置有以下几种。

1. 圈套导管系统 鹅颈圈套器是目前临床最常用、最简单的器械，该系统由与导丝成90°的、有温度记忆功能的镍钛合金抓捕环和输送导管组成。其特点是简便、快速，抓取范围大，可随血管直径调节圈套环大小，尤适用于心腔内、腔静脉、大动脉、主肺动脉及大分支血管腔内异物的抓取。该系统可视性和操控性好，牵引力强，适合抓取腔静脉滤器、先天性心脏病封堵器，以及导管、导丝等有一定长度的异物。

2. 网篮导管系统 根据网丝的多少，网篮可分为三丝、四丝至八丝（图9-1-1）；根据网丝的形态，又可分为直丝、螺旋丝等。其特点是抓取平面宽、不易滑脱、适用于在较大的管腔内操作。网篮导管系统适用于血管内的导丝、导管、球囊等异物的取除，也广泛应用于非血管腔内如消化道、胆道、泌尿道等腔内异物的取除。

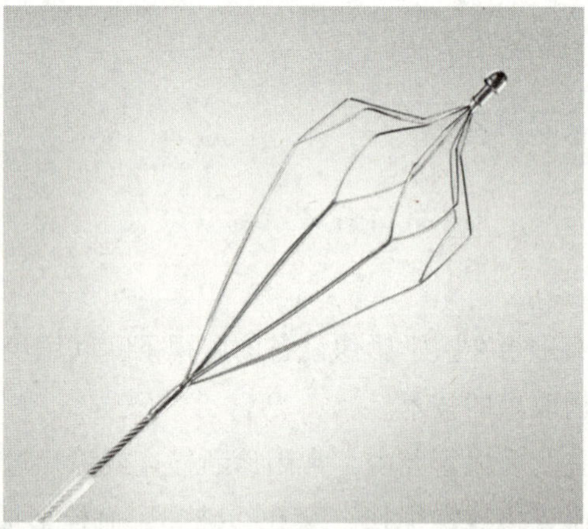

图9-1-1 网篮

3. 钳取装置 包括心肌活检钳、支气管活检钳、胃镜活检钳等，可有直径5~7F的钳夹装置。根据钳嘴的形态可分为鳄鱼钳（图9-1-2）、鼠齿钳等，还有三爪或四爪取异物钳（图9-1-3）。其特点是抓取效率高、抓取牢靠，适合抓取体积较大、形状不规则的异物，不足之处是需要较大直径的输送导管，并且不易到达迂曲血管及分支，一般只用于取除右心房和腔静脉内异物，也可用于末梢血管腔内异物的取除。

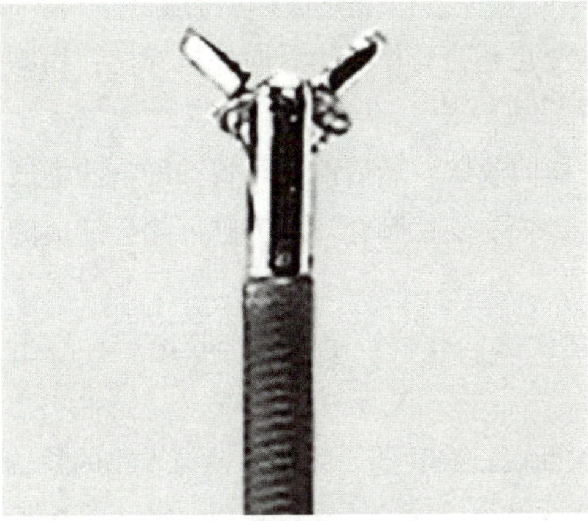

图 9-1-2　鳄鱼钳

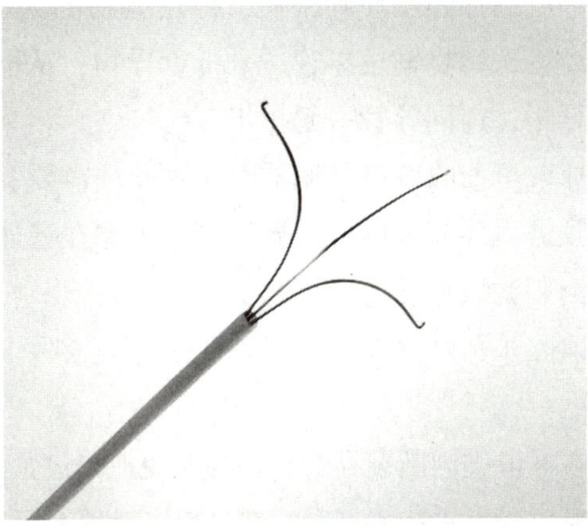

图 9-1-3　三爪异物钳

4. 钩状导管和转向导丝　钩状导管的头端设计为弯曲成 180°的钩。转向导丝可经手柄操纵，使导丝弯曲成钩形，该类器械临床应用相对较少。

5. 球囊导管　异物取除使用的球囊同常规非顺应性球囊，主要用于支架的取除，球囊的长度和直径应略大于支架的长度和直径，以方便将支架移除。

（四）术前准备

1. 患者准备　通过 X 线透视或摄片确定异物的位置、形态、大小，并据此选择异物去除方法、器械及入路。其他术前准备同常规血管造影。若患者出现焦虑、烦躁等情况，可予以地西泮镇静；出现疼痛、呼吸困难者，可予以镇痛、吸氧及对症处理。

2. 药品准备　常规药品准备包括局部麻醉药、肝素注射液、对比剂、生理盐水，以及尿激酶等抗凝、溶栓药物和急救药物等。

3. 器械准备　根据异物的大小、形态、位置等选择相应的异物取除器械。心腔内异物取除时，须必备心电监护仪、心脏除颤仪、麻醉机等抢救器械。

（五）操作方法

经皮心血管腔内异物取除术的关键是，通过影像学手段准确确定异物所在的部位、形态、大小及游离端的位置，并据此选择合适的入路、恰当的异物抓捕器和输送系统，以避免异物抓取过程中造成心血管壁的进一步损伤，防止异物漂移及造成更为严重的并发症。行心腔内异物取除术者，常规需进行全程心电监护。

异物取除的另一个关键是，在心血管腔内抓住异物后如何将异物完整地取出血管腔，处理不当会导致异物重新脱落、断裂。对于导丝等体积较小、较细的异物，可直接完全拉入血管鞘内再拉出体外；对于较粗的异物，如导管等，可先行扩张穿刺入路，换入较粗大的血管鞘，将导管圈套后对折拉至管鞘口，连同鞘一起拉出体外，局部迅速压迫止血。当较大的异物已拉至穿刺点下仍无法取出时，可先拔除血管鞘，将止血钳沿导丝伸入血管内钳住异物以防止其再脱落，必要时可考虑外科手术将血管切开。对于异物遗留超过 24 小时的患者，除需术前、术中、术后抗凝治疗外，还需注意异物上可能有血栓形成，在拉动异物离开血管入口时应避免使用暴力，以防止血栓脱落造成栓塞。

1. 圈套导管系统取除法　鹅颈圈套器是目前临床上最常用、最简单的一种介入器械。根据异物的具体部位选择经皮穿刺路径，根据异物的大小选择输送鞘的直径，根据异物的形态选择圈套环的直径。经输送鞘将输送导管送入抵近异物，从输送导管伸出圈套环，套住异物后向外拉导丝，用圈套环勒紧异物，连同导管一起拉出。

抓取可回收腔静脉滤器时，圈套环需要套住腔静脉滤器回收钩，然后前推导管，确定滤器肢端完全回收进入导管腔内再拉出导管，不能在滤器肢端未进入导管前硬拉圈套环，否则可能会造成滤器肢端的倒刺钩破血管壁。

取除永久性滤器时，可选用一个至多个圈套器完全套住滤器肢端，使其完全收拢后再拉出导管取除。

在抓取腔内断裂导管时，为避免抓取过紧造成导管再次断裂，圈套器导管的长轴与异物的长轴要平行，成角时容易造成再次断裂，抓取时用力要适度，并且抓取部位以导丝、导管头端为佳（图 9-1-4）。

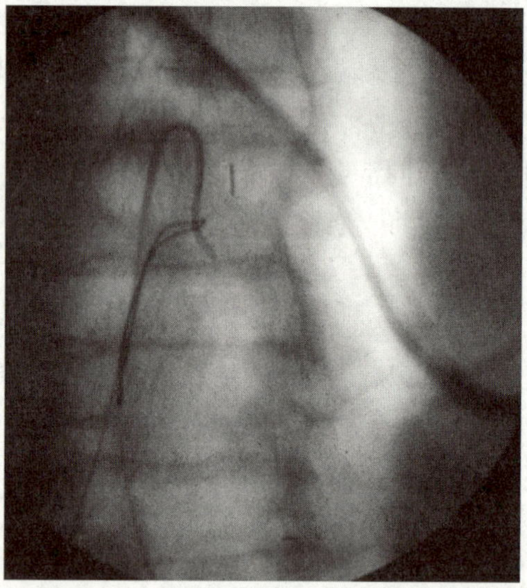

图 9-1-4　鹅颈圈套器拉拽断裂的导管

2. 网篮导管系统取除法　网篮导管系统是抓取异物成功率较高的一种方法，适合抓取体积小、不易圈套的异物。网篮导管直径较大且较硬，需经导管鞘导入，抵达异物附近后推出网篮，将异物网入网篮中外拉取除异物。选择导管的网篮要足够大，能撑住血管腔，轻轻顺一个方向旋转使异物进入网篮内，拉住网篮钢丝推送导管或固定住导管后，向外抽紧网篮导丝，使网篮将异物紧紧抓住，然后连同导管一起轻轻拉出。但网篮导管系统尖端较硬，容易损伤心血管壁，应注意操作轻柔。

3. 钳取装置取除法　适用于取除泡沫样异物和分支血管内条索状异物。经血管送入纤维内镜钳，如心肌活检钳、支气管镜钳、胃镜钳等，爪状钳抵达异物后，推出爪状钳，固定爪状钢丝推送导管，使爪状钳合拢，钳住异物的游离端，然后连同导管一起缓缓拉出。钳取装置取除法因其头部由多根尖锐钢丝组成，易损伤腱索和瓣膜，操作时需轻柔小心，并且不宜在心腔内操作。

4. 钩状导管取除法　适用于抓取无游离端的、有一定长度的心血管内异物，如两端均附壁的导管断段。先经血管鞘输送钩状导管或其他反曲导管，使钩状导管及其内导丝绕过异物，再采用鹅颈圈套从另一侧套住导丝，形成一个闭环，然后外拉导丝勒紧异物，连同鞘管一起拉出体外。

5. 球囊导管取除法　心血管腔内异位的支架可采取球囊导管取除法进行抓取。先采用导丝从支架内穿过，再沿导丝引入一枚长度和直径略大于支架的球囊，当球囊置于支架内中央，扩张球囊使球囊两端呈哑铃状时，表明球囊从内部贴紧支架，然后将其拉至安全部位进行后继处理，如拉至腹主动脉配合圈套器进行抓取后经血管鞘拉出体外，或拉至相应直径的髂外动脉释放支架，或拉至股动脉处行血管切开取出。

（六）术后处理

术后可按血管造影进行常规处理，建议使用抗生素预防感染。

（七）并发症

并发症较少见，包括异物取除操作时引起的血管损伤、异物长时间存留诱发血栓形成、心腔内取异物诱发心律不齐甚至心脏穿孔、动脉系统取异物引起末梢血管栓塞、静脉系统取异物引起肺栓塞等。推荐在肝素化下进行操作，以及注意操作轻柔以避免心血管损伤，预防并发症。如出现严重血管损伤，需要采用介入或外科方法止血；出现心律不齐，可予以相关药物或机械除颤处理；出现残留的血栓，可根据血栓负荷予以取栓、溶栓或抗凝等处理。

二、经皮软组织内异物去除术

（一）概述

软组织内异物是临床常见的急症，多为外伤所致。软组织内异物种类可分为金属性和非金属性两大类，常见的金属性异物有缝衣针、铁钉、铁屑、枪弹及医用针头等；常见的非金属性异物有玻璃、瓷片、竹木、牙签及砂石等。浅表软组织异物往往较易去除，深部软组织异物常因定位不准或肌肉活动引起异物移动，从而使异物取除困难，手术难度大，甚至较大的创伤仍不能取除异物，给患者带来很大的痛苦。介入放射治疗技术可利用影像学精确定位，以微小的创伤准确地将软组织异物取除。

（二）适应证与禁忌证

1. 适应证　原则上，已确诊的各种软组织内异物均适宜去除，尤其是在下列情况下应及早手术。

（1）异物位于重要组织或脏器者：如血管神经周围的尖锐异物，其移动可能损伤周围重要组织。

（2）异物存留引起疼痛、感染，伤口迁延不愈或影响肢体功能者。

（3）有毒异物，与人体组织不相容者。

（4）患者精神、心理负担过大，要求取除异物者。

2. 禁忌证　无绝对禁忌证。相对禁忌证为异物紧邻大血管致术中可能造成大血管损伤者。

（三）术前准备

1. 患者准备　通过影像学方法准确确定异物的位置、大小及形态，以此确定选择合理有效的异物取除方法、器械及入路。X 线透视对定位金属性异物和不透 X 线的非金属性异物具有指导作用。超声对非金属性异物定位具有较好的价值。CT 扫描可对深部软组织及较小的异物进行辅助定位，有助于选择最短穿刺路径且有效避开大血管和重要组织结构。

2. 药品准备　常规准备局部麻醉药、生理盐水等药品和急救药品。

3. 器械准备 无菌异物钳取装置，包括穿刺定位针、系列扩张管、外套管、异物钳（或钳头内含磁性片的异物钳）等；手术尖刀片。

（四）操作方法

患者取仰卧或俯卧位，根据异物及周围影像学表现确定穿刺点，局部消毒、铺巾、麻醉后，在皮肤穿刺点处做一长约0.5cm的小切口，正、侧位透视或超声引导下将定位针向异物处刺入，确定针尖触及异物时，沿定位针逐级套入扩张管和外套管。引入外套管后，再次确认外套管头端触及异物后，旋转推进外套管使异物进入外套管内，若为长条状异物，则使其一端进入。经外套管送入异物钳，夹紧异物并将其缓慢拉出体外。异物较大时，可稍后退外套管，钳夹异物后反复缓慢旋转异物钳，使异物基本游离后，与外套管一起缓慢退出体外。切口局部消毒后，无菌敷料覆盖。

金属性异物可采用钳头含磁性内片的异物钳，手术方法同上，沿切口将异物钳直接向异物推进，钳头触及异物后张开钳口，铁质异物便可吸入钳头内，夹住异物后缓慢退出异物钳。切口局部消毒后，无菌敷料覆盖。

（五）术后处理

经皮软组织内异物取除术对于深部软组织异物取除具有相对简单、创伤小、适应证广、痛苦小、成功率高等优点，特别对多个、散在异物的取除具有优势。术后应再次进行影像学检查，确定异物已经完全取除。伤口局部需保持清洁，创伤严重者需针对外伤进行相应处理。

（六）并发症

通过经皮软组织内异物取除术取除异物的病例均无并发症报道。

第二节 下腔静脉滤器置入术

一、概述

视频：下腔静脉滤器置入术

肺动脉栓塞（pulmonary embolism，PE）是一种死亡率极高的疾病，也是常见的致死原因之一，多由下肢及盆腔深部静脉的血栓脱落迁移至肺动脉引发，因此预防下肢深静脉血栓形成尤为重要。近30年来不断成熟和完善的下腔静脉滤器（inferior vena cava filter，IVCF）置入术是能够有效预防肺动脉栓塞的介入治疗技术，其通过经皮静脉穿刺，借助导丝、导管等器械将下腔静脉滤器（图9-2-1）这一特殊装置放置于下腔静脉内，使来自盆腔及下肢深静脉的血栓被过滤留在装置所在部位而无法随静脉回流至右心造成肺动脉栓塞。及时、准确地放置下腔静脉滤器可起到有效预防肺动脉栓塞作用。随着介入放射技术的快速发展，尤其是静脉滤器装置的不断改进和完善，该技术的临床应用也越来越广泛、成熟。

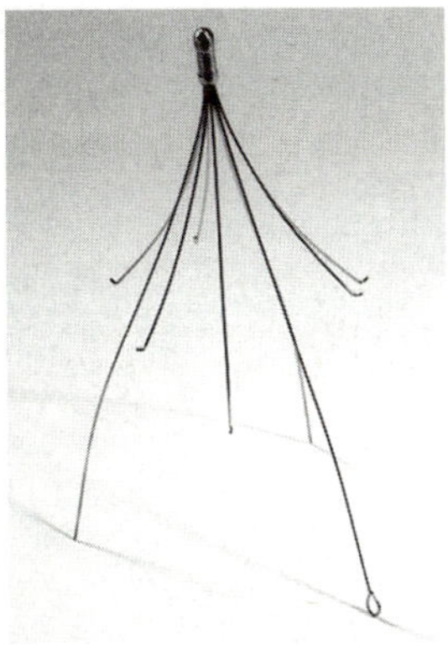

图 9-2-1 下腔静脉滤器

二、下腔静脉滤器的选择

1. 特点 良好的腔静脉滤器应具备以下特点。容易释放，弹性好，生物相容性好，抗腐蚀性好，无促凝血作用，无铁磁性，滤器综合投影面积小（对血流的阻力低），可回收（放置后一段时间经微创方法取出体外），能维持下腔静脉完全开放，放置后可有效减少或避免肺动脉栓塞，不损伤下腔静脉，不会发生移位（图 9-2-2）。

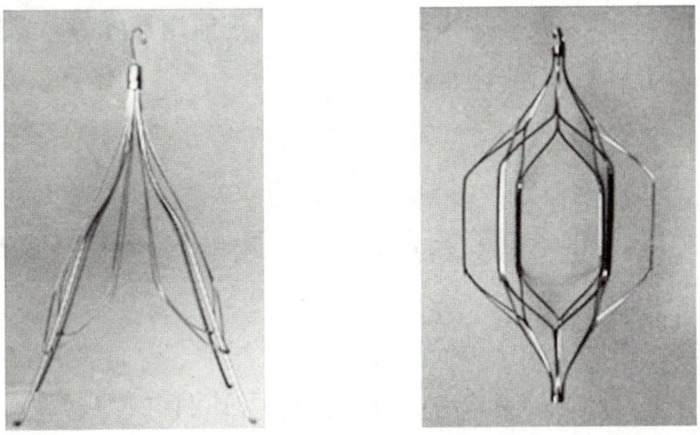

图 9-2-2 下腔静脉可回收滤器

2. 选择原则 不同的滤器有不同的放置途径，应按不同滤器规定的途径操作。确定下腔静脉直径，到目前为止，除个别滤器外，普通滤器只适合直径 28mm 以下的下腔静脉。永久性下腔静脉滤器因存在大量短期和长期并发症，包括感染、损伤的动静脉瘘、肠瘘、腔静脉闭塞等，因此可回收滤器既可以在肺动脉栓塞风险高发时给患者以保护，又可以在肺动脉栓塞风险可控时及时回收以减少远期并发症。但可回收滤器在体内放置的时间窗较短，时间过长则会因倒钩引发内皮化问题，使滤器与血管壁粘连在一起而不易被取出（图 9-2-3、图 9-2-4）。有关下腔静脉滤器置入术临床应用效果的报道已有很多。一般而言，下腔静脉滤器置入术后，下腔静脉维持通畅率为 90% 左右，肺动脉栓塞的复发率低于 10%，且不同类型下腔静脉滤器的临床疗效差别不大。各种下腔静脉滤器的应用中都存在移位等并发症，但发生率较低，临床上可以接受。至今尚未见多中心的、随机的前瞻性研究。基于上述原因，下腔静脉滤器的选择在很大程度上取决于个人经验和习惯。

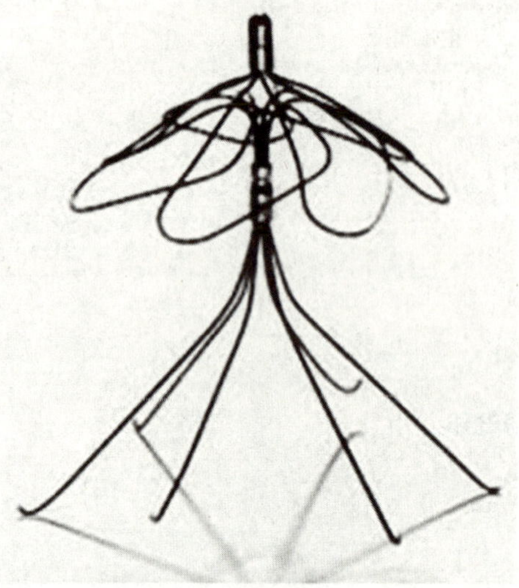

图 9-2-3　西蒙滤器

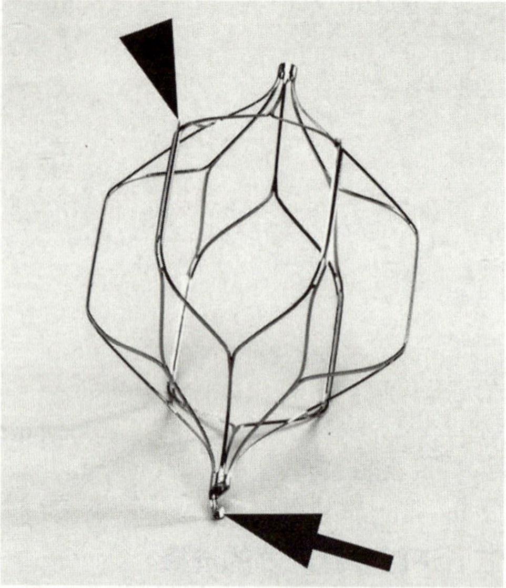

图 9-2-4　可回收滤器

三、适应证与禁忌证

下腔静脉滤器的应用历来争议较多。临床上不建议常规应用下腔静脉滤器，因此，下腔静脉滤器的置入应该严格遵循相应的适应证与应用指南。

（一）适应证

1. 下腔静脉、髂静脉及下肢静脉有游离血栓，血栓可能脱落造成肺栓塞的患者，尤其是抗凝治疗无效或无法接受抗凝治疗者。
2. 无论是否抗凝治疗，仍反复发作肺栓塞者。
3. 外科手术前，疑有深静脉血栓形成者，可放置临时或可回收滤器。

（二）禁忌证

1. 心、肝、肾等脏器功能严重障碍者。
2. 下腔静脉解剖异常而无滤器置入位置者。
3. 下腔静脉内存在大量血栓者。
4. 下腔静脉慢性闭塞者。
5. 下腔静脉无入路者。
6. 有无法纠正的严重凝血功能异常、菌血症或未经治疗的感染者。

四、术前准备

1. 患者准备　做好血常规检查、出凝血时间测定等常规检查。

2. 药品及器械准备 备好肝素 12 500U、非离子型碘对比剂等药品，多侧孔造影导管、0. 035～0. 038in 的各型导丝、适合的下腔静脉滤器，以及输送装置及心电监护装置等。

五、操作方法

（一）下腔静脉造影

经皮右股静脉或右颈内静脉穿刺，置入导管鞘，经导管鞘送入带侧孔的造影导管。为详细了解下腔静脉直径等信息，以及下腔静脉造影前未了解的重要信息，下腔静脉滤器放置前必须做一次完整的下腔静脉造影。

（二）置入下腔静脉滤器

1. 入路选择 根据患者具体情况合理选择右股静脉、右颈静脉或肘前静脉。若髂静脉、股静脉有栓子，应改用健侧股静脉或经颈静脉途径。

2. 引入输送装置 因各种下腔静脉滤器输送装置的形状、大小及结构均不相同，需根据不同的操作程序，经导管鞘将滤器送入预定位置。

3. 释放滤器 下腔静脉滤器准确定位后予以释放，撤出输送装置及导管鞘，立即拍摄腹部平片，以观察滤器的位置等情况。滤器放置完成后，还应重复下腔静脉造影作为资料保留，以利于今后比较，判定有无移位等发生（图 9-2-5）。

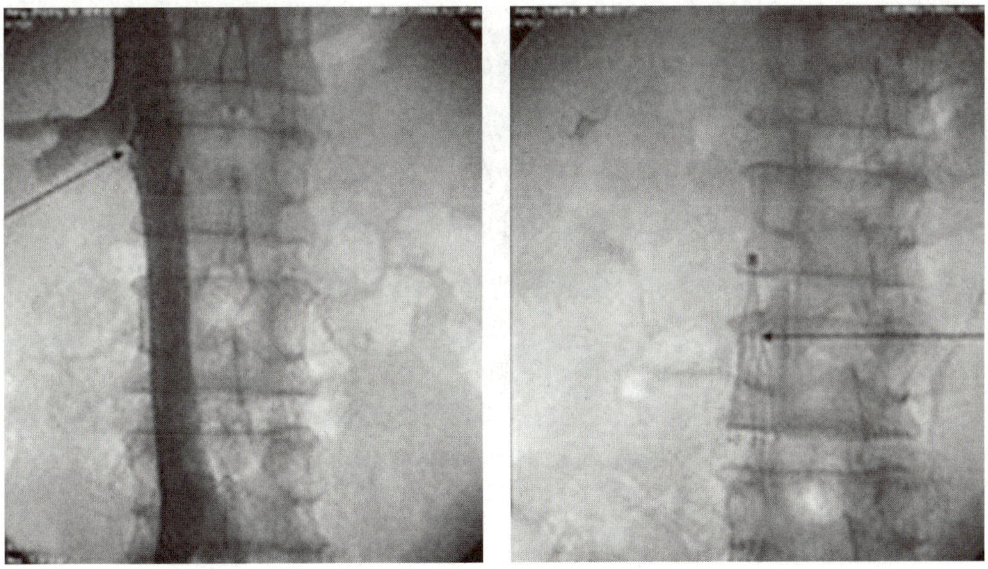

（a）　　　　（b）

图 9-2-5 下腔静脉滤器置放

（a）放置前下腔静脉造影；（b）滤器放置后腹部平片。

六、术后处理

1. 患者需卧床 12 小时，注意观察静脉穿刺部位有无渗血。

2. 选用颈内静脉入路者，应注意观察有无气胸并及时处理。

3. 术后 1 周拍摄腹部平片，了解滤器位置。如为永久性滤器，则需每 6 个月复查一次，以后每年复查一次。如使用可回收滤器，则尽可能在规定时间内取出滤器。

七、并发症

1. 常见并发症

（1）再发肺动脉栓塞：大多是滤器功能失常或侧支血管中有大的栓子所致。

（2）滤器移位：是常见的并发症之一。

（3）滤器未打开或非对称性打开。

（4）下腔静脉阻塞。

（5）大静脉穿孔或动静脉瘘。

2. 处理 针对滤器移位、张开不良等，可考虑通过介入技术取出或外科手术取出；针对下腔静脉阻塞，多以血栓闭塞为主，若出现下肢及腹部静脉回流障碍，可局部溶栓、取栓或外科转流。若临床症状体征不明显，可予充分抗凝治疗；针对下腔静脉穿孔、动静脉瘘，可予外科手术修补。

视频：下腔静脉滤器取出术

目前可回收滤器的取出途径有经股静脉及颈静脉两种。无论何种方式，均需行下腔静脉造影，以明确滤器内有无血栓、滤器位置及形态，再通过专用的滤器回收装置或鹅颈抓捕器套取滤器顶部的小钩，直至完整取出滤器。术后应再次行下腔静脉造影，明确有无下腔静脉损伤，如破裂穿孔、血管夹层、局部狭窄等，同时也应注意患者有无腰腹痛等症状（图 9-2-6）。

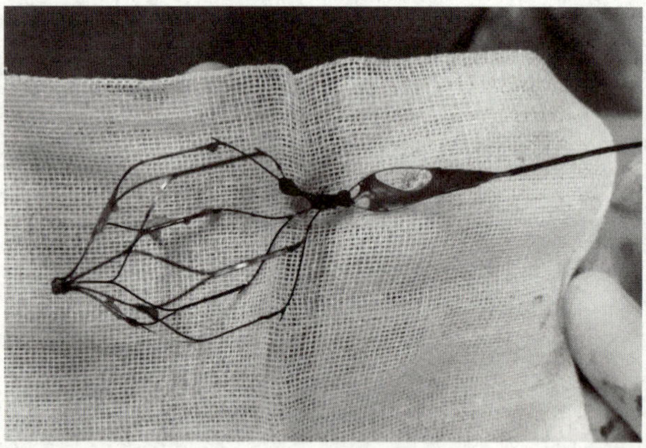

图 9-2-6 下腔静脉滤器取出

第三节 腰椎间盘突出症的介入治疗

一、概述

腰椎间盘突出症（lumbar disk herniation）指因腰椎间盘纤维环断裂及髓核突出移位压迫邻近韧带

和神经根，致使患者出现腰痛及下肢放射痛、间歇性跛行，部分伴有下肢麻木或发凉等症状的疾病，是影响患者生活质量和劳动能力的常见病，好发部位是 $L_4 \sim L_5$ 及 $L_5 \sim S_1$。

1. 病因 腰椎间盘突出症的病因与腰椎长期过度负荷、急慢性损伤、年龄、妊娠等因素密切相关。

2. 诊断 主要依赖 CT 和 MRI 等影像学方法。CT 主要表现为椎间盘组织向侧后方突出，压迫椎管内前方的硬膜囊及神经根，致使硬膜囊向一侧推移、神经根向侧后方移位。MRI 主要表现为 T_1WI 髓核自正中或后外侧突入椎管，其信号与该椎间盘相同，与高信号的硬膜外脂肪及低信号的硬膜囊形成鲜明对比；T_2WI 突出物与高信号硬膜囊内的脑脊液对比清晰（图 9-3-1）。

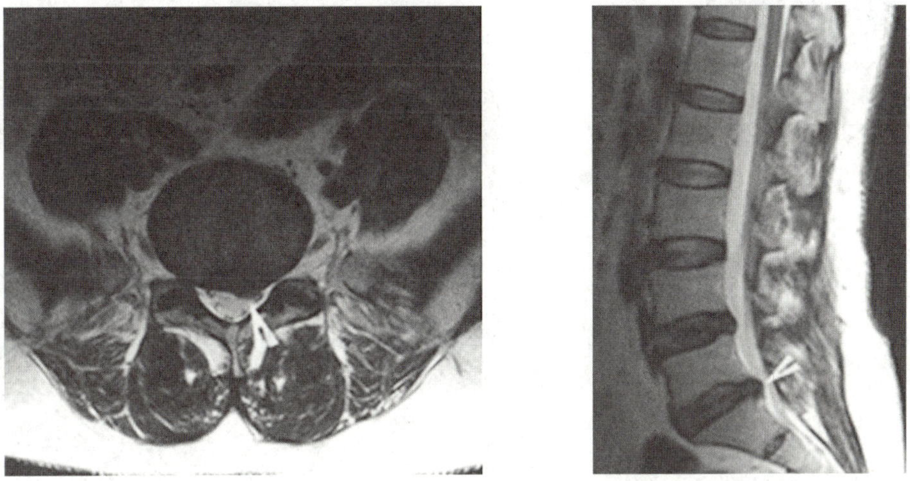

（a） （b）

图 9-3-1 $L_5 \sim S_1$ 椎间盘突出 MRI 表现

（a）横断位；（b）矢状位。

3. 治疗 腰椎间盘突出症的治疗方法有保守治疗和手术治疗。

（1）保守治疗：包括卧床休养、牵引、推拿、其他理疗、硬膜外或骶管封闭等，可使 60%～80% 的腰椎间盘突出患者得到缓解。

（2）手术治疗：对于突出程度大、临床症状重、反复发作者，则保守治疗无效，需手术治疗，包括外科手术治疗和介入放射手术治疗。

1）外科手术治疗：常用经后路半椎板切开髓核切除减压术，有效率为 86%～92%，但创伤较大，术后椎管内瘢痕增生、神经根粘连而引起的腰背痛，发生率高达 25%，并且严重并发症发生率高达 1.6%。近年来，由骨科和疼痛科主导的经皮椎间孔镜经侧后入路可直接取出压迫神经根的突出髓核，避免切开椎板，其有效率可达 88%～90%，并且明显降低了因椎管内瘢痕增生、神经根粘连而引起的腰背痛，但并发症发生率仍高达 3.5%，下肢感觉异常发生率为 2.8%～17.0%。

2）介入放射手术治疗：在一定程度上克服了上述外科手术治疗的不足。腰椎间盘突出症的介入放射治疗手术主要包括经皮腰椎间盘摘除术（percutaneous lumbar discectomy，PLD）、经皮腰椎间盘化学溶解术（chemonucleolysis，CN）、经皮腰椎间盘激光减压术（percutaneous laser disk decompression，PLDD）及经皮腰椎间盘臭氧消融术。

腰椎间盘突出症的介入放射治疗机制如下。①PLD：通过纤维环开窗和切割抽取髓核两个过程而实现间接机械性减压。②CN：多采用腰椎间盘外注射胶原酶，即细针穿刺到硬膜囊周围髓核突出物内注射胶原酶从而减轻神经根受压，由于盘内注射胶原酶可使椎间盘形成“发面馒头”样改变而导致术后有较重的疼痛反应，故目前已禁止进行椎间盘内注射。③PLDD：采用激光物理汽化盘内髓核组织的方法达到椎间盘内减压目的。④经皮腰椎间盘臭氧消融术：臭氧具有强氧化作用，可破坏椎间盘髓核内的蛋白多糖和髓核细胞，使髓核体积缩小、固缩，从而解除对神经根的压迫，对髓核所引起的神经根化学性炎症和疼痛还具有消炎和镇痛作用。这些治疗腰椎间盘突出症的介入放射技术的共性关键环节是经皮腰椎间盘穿刺，其中PLD应用最为广泛（图 9-3-2）。

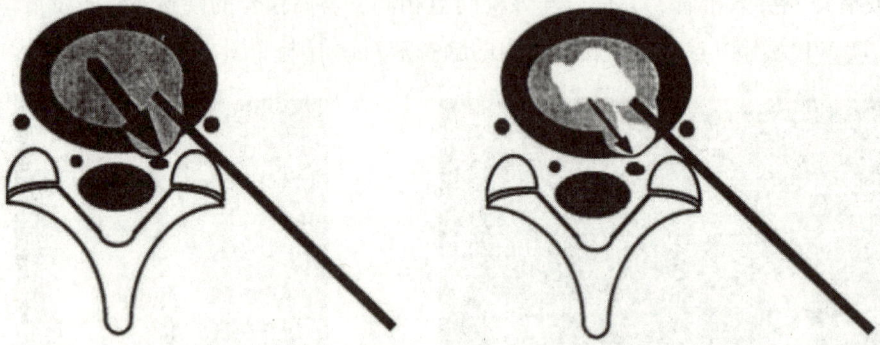

（a）　　　　（b）

图 9-3-2　经皮腰椎间盘摘除术的机制示意图

（a）术前；（b）术后。

二、经皮腰椎间化学溶解术

（一）适应证与禁忌证

1. 适应证

（1）经保守治疗 4~6 周无效，但疼痛剧烈者，在诊断明确并排除禁忌证后，可不经过保守治疗而直接行介入放射治疗。

（2）脊神经根受压症状和体征阳性，主要表现为腰腿痛、下肢神经感觉障碍及直腿抬高试验阳性。

（3）CT 和 MRI 检查证实为包容性腰椎间盘突出，并且影像学表现与临床症状及体征相一致。

2. 禁忌证

（1）相对禁忌证：①突出髓核组织压迫硬膜囊约 50%。②椎间盘发生广泛退行性病变伴椎间隙狭窄明显。③后纵韧带和黄韧带广泛钙化，合并椎管及侧隐窝狭窄等。④有马尾神经压迫症状。⑤外科椎间盘切除术后复发及介入放射治疗后疗效不佳者。⑥合并椎管内肿瘤或椎体转移肿瘤者。

（2）绝对禁忌证：①椎间盘穿刺通路周围感染。②邻近椎体感染。③存在难以纠正的凝血功能障碍。④心、肺、肝、肾功能衰竭。

（二）术前准备

1. 常规准备　血常规、生化、凝血功能、红细胞沉降率、C 反应蛋白测定及心电图检查等；术前谈话包括可供选择的治疗方式，可能出现的并发症，疗效预测评估等，患者及其家属须签字同意。在 CT 影像上测量穿刺点距棘突的旁开距离，即以髓核中心点与上关节突外侧缘之间画一连线，此线延长至与腰背部皮肤相交的点，即为穿刺点（图 9-3-3）。

2. 器械准备　包括带针芯的穿刺针、系列扩张套管，最粗工作套管直径为 3.5mm 或 4.0mm；直径为 3.0mm 或 3.5mm 环锯；自动摘除器；动力传动系统；负压装置等。所有需进入椎间盘内的器械及所使用的动力传动轴等，必须经高温高压消毒。

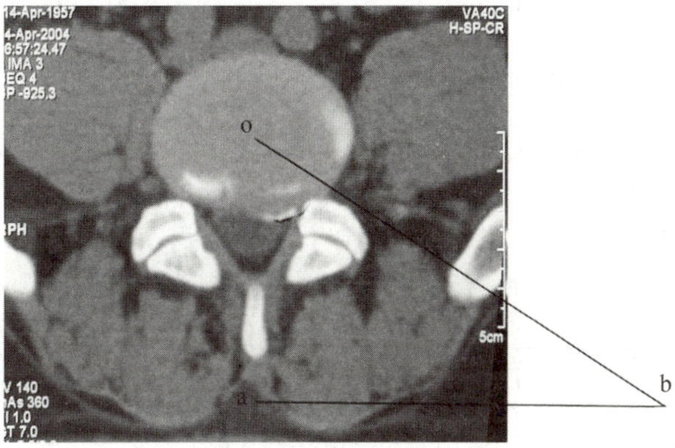

图 9-3-3　穿刺点旁开距离测量

（三）操作方法

1. 体位　多取侧卧位，患侧朝上，也可采用俯卧位穿刺。

2. 定位穿刺点　透视下将直金属条放置于靶椎间盘（椎间隙）的中心线上，用记号笔画一体表垂直平行线，根据 CT 测得的穿刺点距棘突旁开距离在体表标出穿刺点。

视频：椎间盘吸切术

3. 消毒　常规消毒、铺巾。

4. 麻醉　用 2%利多卡因做皮肤及沿穿刺途径的局部麻醉。

5. 穿刺及扩张　在皮肤穿刺点处做约 3mm 的切口，用带针芯的穿刺针经切口从侧后方肌群缓慢插入病变椎间隙的中央，双向透视确定进针位置准确后退出针芯，沿穿刺针逐级交换引入扩张管，最终置入直径为 3.5~4.0mm 的工作套管至椎间盘中后 1/3 处（图 9-3-4）。

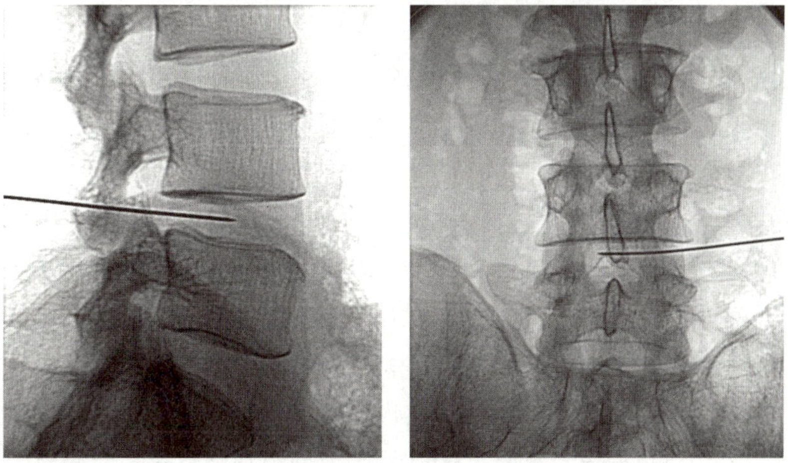

（a）　　（b）

图 9-3-4　C 形臂 X 线透视下进针

（a）侧位；（b）正位。

6. 破环开窗 沿工作套管置入环锯至椎间盘中央，缓慢撤退工作套管至纤维环边缘，再用力把工作套管抵紧纤维环，然后把环锯撤回至工作套管内，重新把环锯向前推进并缓慢捻转，锯通侧后方纤维环进入髓核腔。

7. 切割抽吸 经工作套管插入切割器，连接吸引器和冲洗液，反复切割抽吸髓核组织，直至无髓核组织吸出为止，退出切割器和套管，穿刺局部无菌敷料包扎（图 9-3-5）。

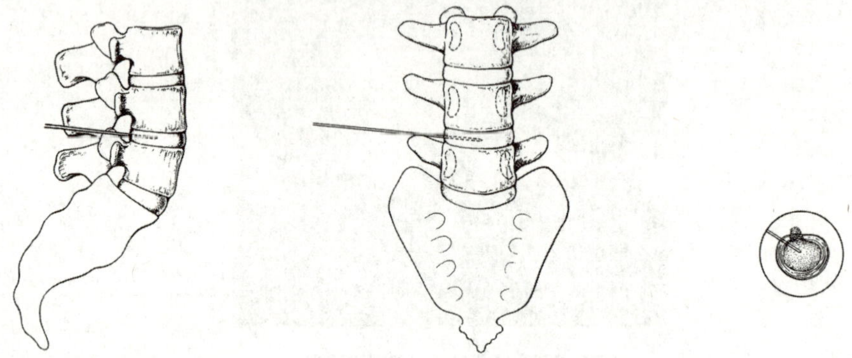

（a） （b） （c）

图 9-3-5 经皮腰椎间盘髓核摘除术术中切割抽吸

（a）侧位；（b）正位；（c）椎间盘。

（四）术后处理

1. 术后 6 小时内，每小时监测一次血压、脉搏。

2. 术后 1 周内以卧床休息为主，出院后继续休养 2~4 周，减少腰部活动。

（五）并发症

1. 腰肌血肿 较少见，常在术后 3 天左右出现腰部或腹股沟疼痛，一般经过休息，给予止血药，多于 2~4 周内自行吸收。

2. 神经损伤 极少见。

3. 腹腔脏器损伤 后位结肠是最可能损伤的器官。术前仔细阅读患者 CT 或 MRI 片，了解清楚穿刺通道的毗邻关系，术中严格遵循双相定位原则，可避免穿刺针损伤腹腔脏器。

4. 椎间盘感染 发生率为 0.02%~1.40%，是 PLD 的严重并发症之一。

临床表现为术后患者短期内情况良好，坐骨神经痛明显减轻或消失，但于术后 4~20 天又重新出现不明原因的严重腰痛和坐骨神经痛，站立时腰痛或腰酸难忍以致不能站立，多数体温、脉搏正常，少数有畏寒、发热。腰背部肌肉痉挛，有明显的深压痛和叩击痛，穿刺口无红肿。

血白细胞计数和中性粒细胞比例大多正常，发热者两者可升高；早期红细胞沉降率即明显加快，达 50~100mm/h；C 反应蛋白明显升高。MRI 在症状出现 1 周后即可见典型椎间盘感染征象，表现为 T_1WI 病变椎间盘及其邻近椎体的信号减低，T_2WI 则信号明显加强，呈高低混合信号。CT 在症状发生 2~3 周后才能见到椎间盘的密度减低、骨质破坏、椎间盘周围组织肿胀等征象，后期可见椎间隙狭窄和骨质增生。

椎间盘炎一经确诊，患者应绝对卧床休息，大剂量应用广谱抗生素，适当应用镇痛药；应尽早行原部位再次PLD摘除炎性坏死组织送病理检查、细菌学培养和药敏试验，同时可获得椎间盘减压效果，从而迅速减轻剧烈腰痛、减缓骨质破坏进展、明显缩短病程。一般抗感染治疗后症状明显缓解，8～10天后红细胞沉降率和C反应蛋白即明显下降，可证实抗感染治疗有效，需维持6～8周治疗。

（六）疗效评价

目前，国内外学者主要采用MacNab腰腿痛手术评价标准（表9-3-1），有效率为显效+有效，多数大宗病例报告有效率为75%～90%，并且近期疗效与远期疗效基本一致。在PLD术后数月显效者影像学复查中仅少数显示椎间盘突出征象有改善，但多数突出髓核组织无明显回纳。奥尼克（Onik）认为，PLD术后尽管影像学无明显改变，但可使突出的髓核变软而减轻神经根受压。

表9-3-1 MacNab腰腿痛手术评价标准

显效	有效	无效
1. 恢复工作能力	1. 工作能力基本恢复	1. 无工作能力
2. 偶有腰痛或腿痛	2. 间歇性轻度腰痛或放射痛	2. 继续疼痛
3. 对镇痛药无依赖性	3. 对镇痛药无依赖性	3. 不能停止使用镇痛药
4. 体能活动良好	4. 体能活动良好	4. 体能活动受限
5. 无神经根损伤体征	5. 无神经根损伤体征	5. 神经根损伤体征阳性

（七）注意事项

1. 局部深部麻醉应在透视下进行，以确保麻醉针不要越过上关节突，避免麻醉神经根。
2. 穿刺至椎间盘后外缘时，要询问患者是否有下肢和臀部放射痛。
3. 髓核切吸时，要固定好工作套管，避免其退出纤维环或向前插入过深而损伤前方大血管等结构。

三、经皮腰椎间盘化学溶解术

（一）适应证与禁忌证

1. 适应证 由于做盘外注射，CN可应用于突出程度更严重者。

2. 禁忌证 包括严重过敏体质者、既往手术瘢痕形成神经根粘连者、孕妇及14岁以下儿童。

（二）操作方法

1. 预防变态反应 术前1小时静脉注射地塞米松5mg，以预防变态反应。

2. 穿刺 采用21G穿刺针经侧后方入路或小关节内侧缘入路，针尖应位于硬膜外腔间隙。

3. 硬膜外腔确认 经穿刺针内注入2～3ml空气，如无阻力，即为硬膜外腔。可在硬膜外腔注射对比剂确认针头是否位于硬膜外间隙，从而避免将胶原酶注入蛛网膜下腔内。建议应用硬膜外麻醉试验确定是否有硬膜囊损伤。

4. 注射胶原酶 确认穿刺针位置准确无误，缓慢注射生理盐水3~5ml、胶原酶1200U的溶液。如突出物较大，1次盘外注射不能痊愈，可酌情行第2次盘外注射。

（三）术后处理

1. 保持盘外注射侧朝下侧卧位8~12小时，使胶原酶集中于突出物周围以提高疗效。
2. 卧床5~10天。
3. 盘外注射者疼痛反应轻，一般1~3天可缓解，无须处理。

（四）并发症

1. 变态反应 发生率为0.5%~3.2%，轻则表现为皮疹、紫癜等，重则出现血压下降、气管痉挛等。应紧急推注糖皮质激素，必要时应行气管切开等应急措施。

2. 神经系统并发症 发生率为0.06%~1.20%，包括迟发性横断脊髓炎、马尾综合征、蛛网膜下腔出血、蛛网膜炎等。

3. 椎间盘炎 发生率为0.05%~1.00%，其表现见PLD。

4. 化学性脑膜炎 为穿刺针误入蛛网膜下腔而将胶原酶注入蛛网膜下腔内导致的化学性脑膜炎，是最严重的并发症，必须杜绝。

（五）疗效评价

国内多数学者认为，胶原酶使椎间盘突出物溶解吸收、缓解神经根压迫一般约需2周，而部分病例的疼痛反应可持续1~2个月才缓解，故疗效观察应以2个月后的临床表现来判断。诺尔比（Nordby）综合45家7335例CN术后病例发现，CN的总有效率达76%。贾维德（Javid）比较CN术后与半椎板切除术后各100例发现，前者疗效为82%，后者为90%。

四、经皮激光椎间盘减压术

（一）适应证与禁忌证

PLDD的适应证、禁忌证与PLD相同，PLDD更适用于椎间盘突出程度较轻者。

（二）术前准备

1. 设备准备 激光源设备，包括CO_2激光、YAG激光、KPT激光和半导体激光。

2. 器械准备 18G、15cm长的带芯穿刺针1根；Y形阀1个；400nm光导纤维1根，头端应剥脱裸露3~5mm。

（三）操作方法

术前采用CT测量定位、穿刺方法同PLD。穿刺成功、定位准确后，拔出针芯，插入400nm光导纤维，并保持光导纤维超出穿刺针顶端0.5cm且小于1.0cm，用Y形阀将光导纤维固定在穿刺针上。光导纤维固定和定位满意后，设定15W、1.0秒脉冲程序，2~10秒间隔进行激光消融，可观察到轻微烟雾冒出针管并闻及焦味，总能量在 1200~1500J。患者术后应卧床休息、对症等处理。

（四）并发症

术中神经根损伤是最常见的并发症。因此，PLDD 术中应预防激光对周围组织的热损伤，最为有效的预防方法是精确定位和透视下严密监视。

五、经皮腰椎间盘臭氧消融术

经皮腰椎椎间盘臭氧消融术有盘内和盘外两种注射方式。盘内注射臭氧的穿刺方法同 PLD，采用 21G 穿刺针成功穿刺进入腰椎间盘后，向盘内注入浓度为 30~40μg/ml 的 O_3 气体 10ml，退针至椎间孔后缘，再注入浓度为 25μg/ml 的臭氧气体 10~15ml。盘外注射臭氧的穿刺多在 CT 导向下经关节突内侧入路使穿刺针头端进入突出物内，在排除进入硬膜囊后，向突出物内注入浓度为 30~40μg/ml 的臭氧气体 10~20ml，CT 复查显示臭氧在突出物内及椎管内弥散后即可拔针。经皮腰椎间盘臭氧消融术与 PLD 联合可用于腰椎间盘脱垂硬膜囊压迫较重者。

第四节　经皮椎体成形术

经皮椎体成形术（percutaneous vertebro plasty，PVP）指在 X 线透视或 CT 引导下，将骨穿刺针穿刺进入病变椎体后注入凝固剂——骨水泥，从而达到解除或减轻疼痛、加固和防止椎体进一步压缩塌陷的治疗目的。

视频：椎体成形术

截至目前，PVP 的治疗机制尚不完全清楚，常见的学说如下。①骨水泥注入椎体后可加强椎体强度，使压缩椎体内的微骨折稳定，减少骨折断端的微运动，从而减轻对痛觉神经末梢的刺激。②骨水泥通过机械作用阻断了局部组织供血，导致痛觉神经末梢和肿瘤组织坏死。③骨水泥聚合时产生的热力和单体的细胞毒作用导致椎体痛觉神经末梢及椎体肿瘤组织坏死。④骨水泥可防止椎体进一步塌陷。

一、适应证与禁忌证

（一）适应证

临床上 PVP 已经广泛应用于椎体骨髓瘤、血管瘤、转移性肿瘤和骨质疏松所致椎体压缩性骨折等疾病的治疗，适应证的选择取决于病变椎体的水平和范围、疼痛的程度、神经功能，以及患者预期寿命等。

1. 骨质疏松性椎体压缩性骨折　骨质疏松引起的新发椎体压缩性骨折，在 3 周以内多有剧烈的背部疼痛，坐立、行走困难，翻身、起床等活动极度受限，胸椎压缩性骨折患者常伴有一侧或双侧肋间神经放射痛。少数患者在卧床期间仍有其他椎体相继发生压缩性骨折，或有部分椎体发生压缩性骨折后形成囊性积液或积气而导致骨折难以愈合时，背部疼痛则长时间难以缓解。

经久不愈及新鲜的压缩性骨折椎体都有明显水肿，MRI 检查 T_1WI 呈低信号，T_2WI 和脂肪抑制相均呈高信号。陈旧椎体压缩性骨折无疼痛者与邻近正常椎体信号相一致，即 T_1WI、T_2WI 均呈高信号，无须行 PVP 治疗。由此可见，MRI 是 PVP 术前首选的影像学检查方法，可以更早发现椎体有无明显压缩的微骨折，亦可清晰显示椎体骨折的部位、压缩的程度、有无后移压迫硬膜囊等情况，特别是可准确区分多发压缩中的致痛椎体。

CT 可显示压缩椎体骨皮质的断裂程度及裂隙的分布、椎管内是否有游离骨碎片、椎弓根是否断裂，并可观察穿刺途径的解剖结构等，但 CT 不易鉴别新鲜和陈旧椎体压缩。

椎体新鲜压缩性骨折由于局部充血水肿，ECT 多显示有放射性核素浓聚，而陈旧性椎体压缩骨折则无放射性核素浓聚征象，因此装有心脏起搏器而不宜行 MRI 检查者，可选用 ECT 来鉴别新鲜及陈旧性椎体压缩。

对于有骨质疏松症而无腰背疼痛者，不建议行预防性 PVP。一旦经 MRI 和 CT 检查明确诊断为骨质疏松椎体新鲜压缩性骨折，排除其他原因所致的疼痛后，即可尽早行 PVP，这样不仅可以迅速缓解剧烈的背部疼痛、缩短病程，还可防止椎体进一步塌陷。

2. 椎体转移性肿瘤　恶性肿瘤骨转移发生率为 27.2%~42.8%，其中 60%~80% 为脊椎转移。依据骨质破坏的影像学表现，将椎体转移性肿瘤分为三型：溶骨型、成骨型和混合型，以溶骨型常见。MRI 可较好显示发生转移瘤的椎体数目、部位、压缩程度及肿瘤是否压迫硬膜囊、脊髓等，但不能确定骨质破坏的范围及是否有成骨。CT 可显示椎体骨质破坏的类型、范围、后缘骨皮质缺失的程度，但较难区分肿瘤是否压迫硬膜囊、脊髓。

椎体转移性肿瘤致病理性压缩性骨折引起局部剧烈疼痛、需卧床并以镇痛药维持者，更适宜行 PVP 治疗；无症状的椎体溶骨转移者可行预防性 PVP 治疗；椎体后缘骨质广泛破坏，尤其是合并脊髓明显受压，但下肢肌力和感觉均正常者，应慎行 PVP 治疗。

3. 椎体骨髓瘤　又称浆细胞瘤，好发于 40~60 岁，男性多于女性，椎体为其好发部位。临床表现主要为疼痛、骨折、畸形及贫血等。MRI 可显示骨髓瘤累及的椎体数目、部位、压缩程度和硬膜囊是否受压，但并不能确定骨质破坏范围。骨髓瘤所累及的骨质均为溶骨性破坏，CT 可显示椎体骨质破坏的位置和程度。除外下述相对禁忌证，适应证的选择原则同椎体转移性肿瘤。

4. 椎体血管瘤　是脊柱常见的良性病变，多见于青壮年女性，一般无症状，多在脊柱检查时发现。少数椎体血管瘤呈侵袭性增长，可穿过椎体骨皮质进入椎管，临床表现主要有剧烈的背部疼痛或酸胀，翻身、行走困难及脊髓、神经根受压等症状。PVP 多应用于有症状的椎体血管瘤，近来亦可用于无症状局限性椎体血管瘤（图 9-4-1、图 9-4-2）。除外下述相对禁忌证，适应证的选择原则同椎体转移性肿瘤。

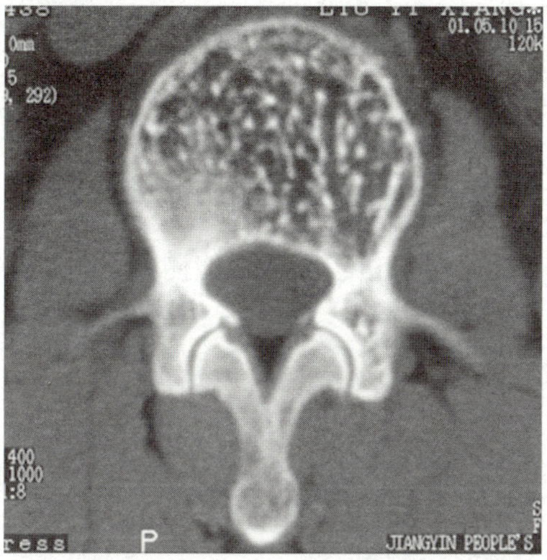

图 9-4-1　L_2 椎体膨胀型血管瘤 CT 表现

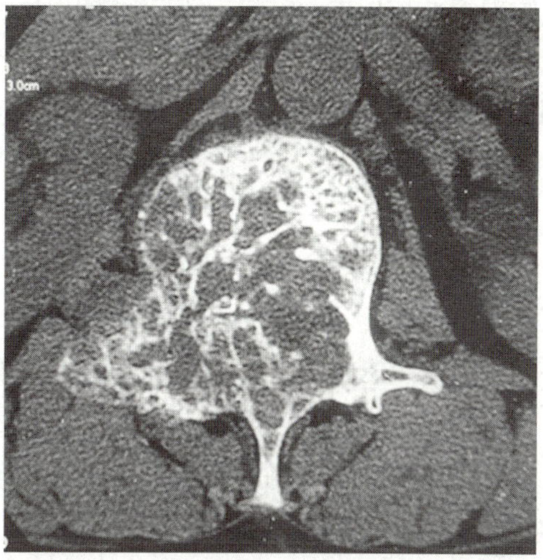

图 9-4-2　L_3 椎体浸润性血管瘤 CT 表现

（二）禁忌证

1. 绝对禁忌证　椎体感染。

2. 相对禁忌证　①难以纠正的凝血功能障碍。②体质极度虚弱，预期生存时间不足 1 个月者。

二、术前准备

1. 设备准备　C 形臂 X 线机为必备的影像导向设备，术中可以双向定位，以确保 PVP 的安全性和准确性。

2. 器材准备

（1）颈椎采用 17G 带针芯穿刺针、胸腰椎则采用 13G 带针芯骨穿刺针（图 9-4-3）、外科不锈钢锤及 1.0ml 骨水泥注射器，目前市场上还有旋转式压力注射器，但价格昂贵。

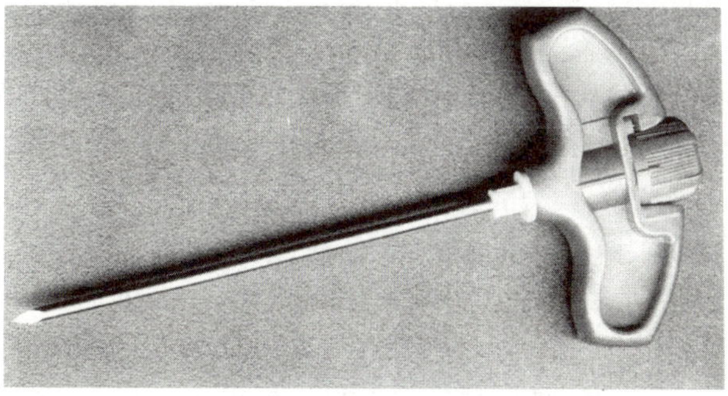

图 9-4-3　骨穿刺针

（2）最常用的成形材料为聚甲基丙烯酸甲酯（polymethylmethacrylate，PMMA），即注射用骨水泥，其内包含甲基丙烯酸聚合物（粉）和甲基丙烯酸单体（液）两部分，按比例混合后聚合成强度较高的化合物 PMMA。PMMA 本身在 X 线下不显影，目前国内适合 PVP 使用的 PMMA 粉中已添加含量达 30% 的硫酸钡粉，透视下可清晰可见。

粉液调和后的聚合过程大致可分为以下三个阶段。①稀薄阶段：粉液迅速调匀后约 2 分钟内呈稀薄液状。②黏稠阶段：粉液混合约 2 分钟后 PMMA 逐渐呈糨糊到生面团状，持续 3~8 分钟，要在此时间内将 PMMA 注入椎体内，超过此阶段则注入十分困难。③硬化阶段：粉液调和后 10~12 分钟，PMMA 聚合凝固，并一过性产热，最高可达到约 74℃。

3. 常规准备

（1）术前血常规、纤溶功能、红细胞沉降率、超敏 C 反应蛋白、肝肾功能测定及胸部 CT 检查等。

（2）根据 MRI 和 CT 检查明确需治疗的椎体，判定进针路径。

（3）极少数疼痛剧烈难以俯卧者，需申请全身麻醉。

（4）术前谈话应详细介绍 PVP 的手术意义及手术风险，必须获得患者及其家属的理解和同意签字。

三、操作方法

最为安全的进针方法：C_1、C_2 多采用 CT 导向下侧方进针，C_3~C_6 采用经前侧方进针，C_7、胸椎及腰椎采用经椎弓根进针。胸、腰椎穿刺体位均取俯卧位，PVP 应全程做心电监护。由于颈椎解剖结构复杂，目前临床应用较少，故以下着重叙述胸、腰椎 PVP 操作技术要点。在 C 臂 X 线机双向监视下行胸、腰椎 PVP 的操作过程如下。

1. 体位 患者取俯卧位，常规消毒、铺巾。

2. 确定穿刺点 穿刺点为选择标准正位下椎弓根外缘体表投影的外侧 1~2cm 处。

3. 麻醉 在皮肤穿刺点向椎弓根后外缘骨膜做穿刺通道全层浸润麻醉。

4. 穿刺 在侧位透视下尽量调整穿刺针方向使其指向椎体内病变区，反复多次双向定位，确保当侧位穿刺针头端抵达椎体后缘时，正位正好越过椎弓根内缘，在侧位透视下将穿刺针敲击推进至椎体前 1/3 交界处，正位则位于椎体中央。

5. PMMA 调配和注射 粉液充分混合后，在稀糊状时即抽入多个 1.0ml 骨水泥注射器内，在侧位透视下缓慢向椎体内注入 PMMA，一般需在调和后 3~8 分钟内完成注射，如发现有明显渗漏则应立即停止注射。

6. 拔出穿刺针 先置入针芯将针管内的 PMMA 推入椎体内，旋转向后退出穿刺针，穿刺点局部压迫包扎，正侧位摄片观察骨水泥在椎体内分布情况（图 9-4-4）。

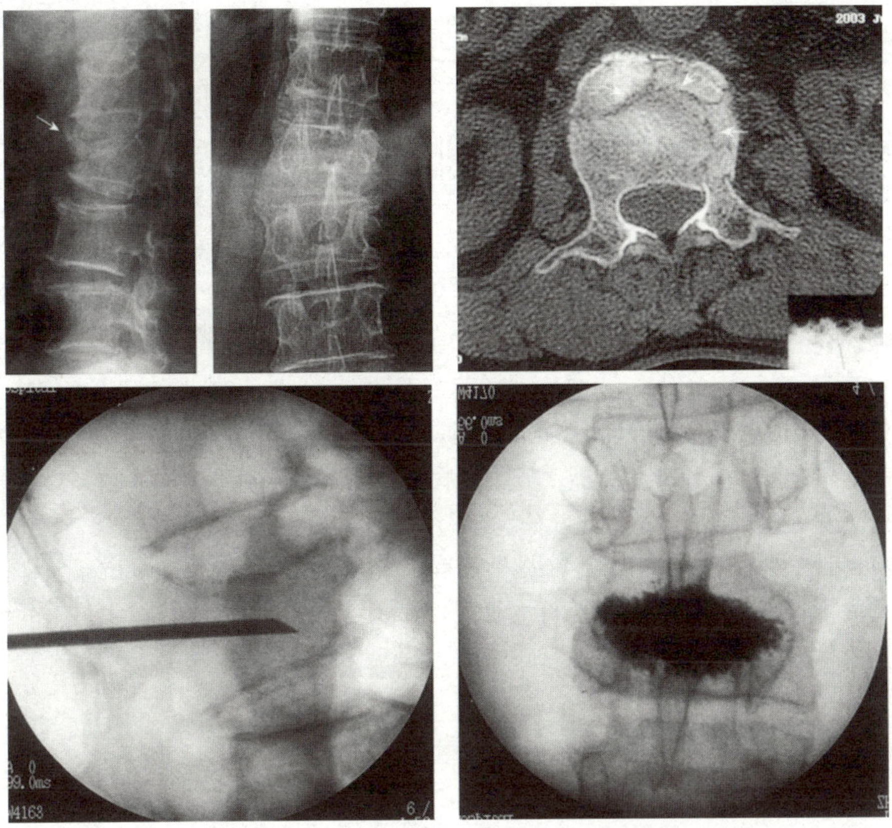

图 9-4-4 外伤腰椎压缩性骨折经皮椎体成形术

四、术后处理

患者术后需卧床约 6 小时，并每小时监测一次生命体征，平稳后可下地活动；术后 3 天进行 CT 复查，观察椎体内骨水泥的分布情况。

五、并发症

1. 穿刺相关的并发症 极少见，可出现气胸、肋骨骨折、大出血、脊髓损伤等。

2. 与骨水泥注射相关的并发症

（1）PMMA 向椎体周围渗漏，PMMA 可向椎旁软组织、椎管内硬膜囊外、神经根管、相邻椎间盘内及椎旁静脉丛渗漏，临床大多数无严重后果。当较多骨水泥渗漏压迫硬膜囊、脊髓、神经根等导致下肢肌力下降或经 1 个月对症处理后顽固性神经根放射痛仍难以缓解时，则需外科切开取出渗漏的骨水泥。预防渗漏的关键为在 PMMA 黏稠期、透视监视下实时注射。

（2）PMMA 静脉回流导致肺动脉栓塞，少量骨水泥肺栓塞无临床症状，但大量的骨水泥肺动脉栓塞可致命，术者必须避免。

（3）感染：较为少见。

六、疗效评价

PVP 的疗效常通过观察疼痛缓解和防止椎体塌陷的情况进行评价。

按照 WHO 标准将 PVP 治疗后疼痛缓解程度分为以下四级。①完全缓解（complete response，CR）：疼痛完全消失，生活完全自理。②部分缓解（partial response，PR）：疼痛缓解明显，偶有症状，不需口服镇痛药，生活大部分能自理。③轻微缓解（minor response，MR）：时有疼痛，口服镇痛药能镇痛，生活部分能自理。④无效（non-response，NR）：疼痛无缓解，口服镇痛药不能完全镇痛，依赖强镇痛药。

也有不少学者使用视觉模拟评分法（visual analogue scale，VAS）进行 PVP 疗效评价，VAS 分值区间为 0~10 分，0 为无疼痛，10 为剧烈疼痛，术后 VAS 较术前下降 3 分为有效，VAS 为 0 分（完全缓解）、1~3 分（显著缓解）、4~6 分（部分缓解），7 分以上（无效）。

PVP 治疗椎体转移性肿瘤近期疼痛缓解率为 75%~90%，骨质疏松椎体新鲜压缩性骨折疼痛缓解率则为 90%~96%。PVP 可部分提高压缩椎体高度，平均为 2. 2mm，近期和远期（>1 年）绝大多数椎体无进一步塌陷。

七、注意事项

1. 胸椎的穿刺点应选择在椎弓根体表投影偏外 1~2cm，不宜太远，否则可能刺破胸膜腔造成气胸。

2. 经椎弓根穿刺时应避免损伤椎弓根内侧骨皮质，以防止损伤硬膜囊、脊髓及骨水泥渗漏进入椎管。

3. 穿刺成功后可直接注入 PMMA，无须行椎体骨静脉造影。

4. PMMA 注入量为颈椎 0. 6~1. 5ml、胸椎 2. 0~5. 5ml、腰椎 4. 0~9. 0ml，尽可能充分充填入椎体破坏区或断裂区。对于 Kümmell 病，则需充分充填椎体内腔隙。

5. 因肩关节阻挡，椎体侧位透视下无法清晰显示，需 DSA 旋转 CT 导向下确保安全穿刺避开硬膜囊，初学者应慎行。

第五节　放射性粒子植入术

视频：放射性粒子植入术

一、概述

^{125}I 放射性粒子植入术是指将辐射源 ^{125}I 粒子直接放入肿瘤组织内，利用放射性粒子持续释放射线来达到杀伤肿瘤的技术，即放射线局部照射肿瘤，又称肿瘤体内粒子刀治疗、内放疗、组织间放疗或近距离治疗。该手术可使肿瘤得到最大照射（调强）而周围正常组织受到尽可能小的照射（适形）。应用范围包括实体肿瘤经影像（B 超、CT、MRI 等）引导下放射性粒子植入，经内镜（腹腔镜、胸

腔镜、自然管道内镜等）放射性粒子植入，手术直视下放射性粒子植入。目前临床应用较多的疾病是肝癌、肺癌、胰腺癌、前列腺癌等。

^{125}I 释放的射线能使肿瘤细胞核内的 DNA 链断裂，从而杀伤肿瘤细胞。肿瘤细胞对射线的敏感性存在时相的差异，以繁殖周期内的 DNA 合成后期及有丝分裂期最为敏感。由于半衰期较长，其释放的射线可以持续不断杀伤进入敏感期的肿瘤细胞，从而达到治疗目的。由于^{125}I 能量低且穿透距离为 1.7cm，从而使肿瘤靶区内剂量较高，而周围正常组织由于放射线迅速衰减而剂量很低，可以最大限度保护正常组织，减少放射损伤的发生。

二、适应证与禁忌证

（一）适应证

1. 缺乏血供的实体瘤，直径<7cm。
2. 实体瘤术后，残余组织的预防性治疗。
3. 转移性肿瘤病灶或术后孤立性肿瘤转移灶而失去手术价值。
4. 无法手术的原发性肿瘤的姑息性治疗。
5. 病灶位于肝门、近膈顶、胆囊窝等特殊部位不适合微波、射频、冷冻或局部消融治疗。

（二）禁忌证

1. 严重的心、肺、肝、肾功能不全，或者明显恶病质，预计生存时间不足 3 个月。
2. 有出血、凝血障碍，血液病等不宜行放射性治疗。
3. 弥漫性病灶或全身广泛转移。
4. 肿瘤及穿刺部位有活动性出血、坏死、溃疡。
5. 病灶累及主支气管、大血管等重要结构。

三、常用器材及设施

1. 放射性粒子 放射性粒子因具有放射性，需用钛合金外壳密封，钛合金外壳呈圆柱形，直径为 0.8mm，长 4.5mm 左右（图 9-5-1）。其半衰期为 59.34 日，可持续释放能量为 35.5keV 的 γ 射线及 27~35keV 的 X 线，初始剂量率为 5~7cGy/h。

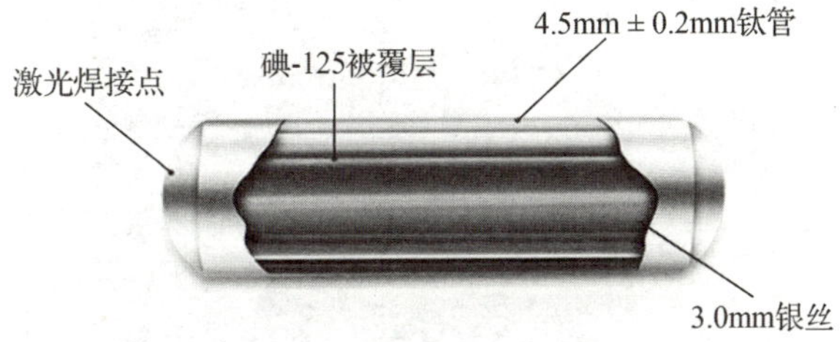

图 9-5-1 ^{125}I 粒子密封源结构示意图

2. 放射性粒子植入治疗计划系统 是为临床提供准确穿刺途径、安全照射剂量及计划验证等功能的计算机软件系统。

3. 放射性粒子植入辅助器材 需要准备穿刺针、施源器、模板等。

4. 质量验证 使用放射性粒子质量验证系统。

5. 防护设施 铅罐、防护屏、铅衣、防护眼镜、防护手套等。

6. 导向手段 超声、CT 或 MR 均可以作为导向手段。具体用何种手段，主要根据术者的习惯而定。

四、操作方法

1. 制订计划 将患者影像学检查的图像资料输入放射性粒子植入治疗计划系统，设定处方剂量（prescribed dose，PD），制订靶区剂量分布计划，确定植入的粒子数量、活度，以及分布图。根据肿瘤病灶的位置、大小及与周围组织结构的关系，选择穿刺点，确定进针角度和路径，并将放射性粒子装入植入器内（图 9-5-2）。

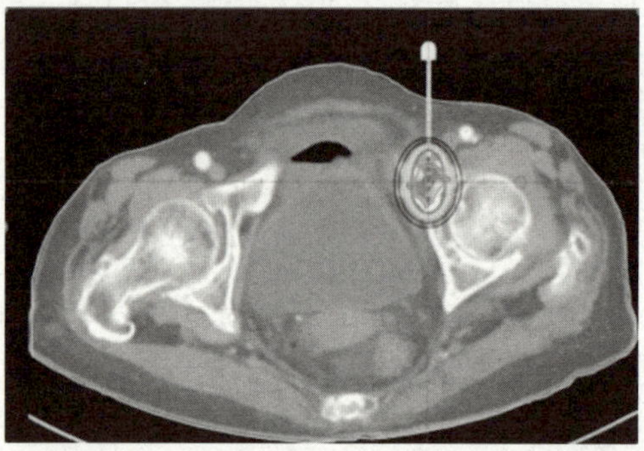

图 9-5-2 治疗前髂骨肿瘤 TPS 计划

2. 术前准备 手术前选择合适体位，选择合适的影像引导手段，并对穿刺点进行常规消毒、麻醉等准备。

3. 植入粒子 按照拟订的手术进针计划穿刺至肿瘤组织，然后行影像学检查，观察穿刺针的位置是否符合放射性粒子植入治疗计划的要求，确认无误后，使用导针依次将粒子种植于肿瘤各个部分。操作完成后再次行影像学检查，验证粒子位置，直至确认其分布符合放射性粒子植入治疗预定的布源计划为止（图 9-5-3）。

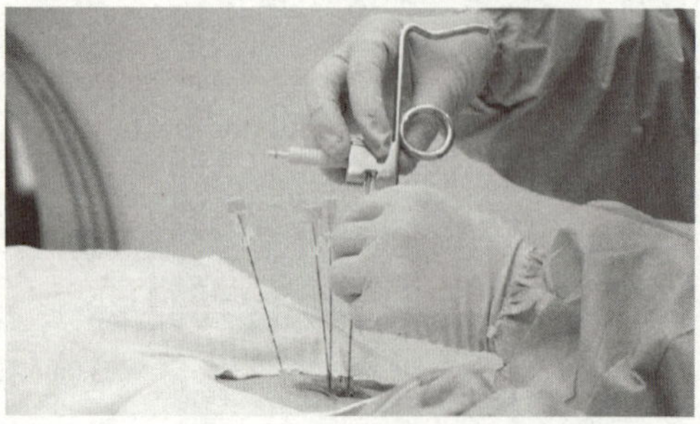

图 9-5-3 CT 引导下 ^{125}I 粒子植入

4. 剂量评估和质量验证　植入粒子 30 日后行 CT 检查，根据结果用放射性粒子植入治疗计划系统计算肿瘤及邻近正常组织的剂量分布，并进行质量评估。

五、并发症

1. 与穿刺有关的并发症有局部疼痛、出血、胆汁漏等。
2. 放射剂量过大导致肝组织坏死和邻近器官受累（如放射性坏死、组织水肿等）。
3. 粒子移位而导致的感染、栓塞等。

六、疗效评价

对放射性粒子局部植入的疗效评价，目前通常采用国内外常用的判断肿瘤疗效的基本指标，即根据肿瘤缩小率、血清肿瘤标志物的测定及患者临床症状改善情况综合评价。

^{125}I 放射性粒子植入术既可以作为恶性肿瘤治疗的首选方法，也可对经外科切除术后肿瘤残余复发的病例行姑息性治疗，或与其他治疗方法联合应用。该技术具有安全性高、创伤小、靶区组织量分布均匀、对正常组织损伤小等特点，临床应用前景广阔。

▶知识拓展

滕皋军院士与介入放射学

滕皋军，教授，主任医师，中国科学院院士，东南大学医学与生命科学部主任，东南大学附属中大医院院长。他扎根临床一线，从事医学影像与介入放射临床、教学、科研工作近 40 年，为中国介入放射学发展做出了开创性和持续性贡献，特别是在肝癌、外周血管及脊柱等的介入治疗领域有突出成就。

滕皋军教授的学术水平和人格魅力长期得到团队成员的高度认可，他能妥善处理好个人与团队、局部与全局的关系，努力为学科和团队成员创造成长和发展的空间。他具有很强的亲和力和凝聚力，关心团队，团结每一个人。他本着不忘初心、医者仁心的精神，始终将医师本职作为第一职责，强调做医师就是要不忘初心、不断磨炼技术，以更好地服务群众、造福社会，为全民健康贡献自己的一份力量。

截至 2021 年 11 月，滕皋军教授首创了 10 余项介入新技术，完成了数以万计的介入手术。他发明和创制了放射性粒子支架，以及支架植入相关技术和理论，大幅提升了恶性肿瘤导致的食管、胆管、门静脉及气道梗阻患者的生存时间和生活质量；他建立的胆汁漏出导致经颈静脉肝内门体静脉分流术支架再狭窄的新理论，为新型支架的研发与广泛应用于治疗门静脉高压症奠定基础；他发展了多项分子和功能影像新技术与新应用，并与介入技术融合，引领介入学科发展前沿。

—• 考试知识点总结 •—

—• 本章小结 •—

—• 协和云课堂……　拓展练习及参考答案 •—

（王夕欣　孙小英）

第十章　介入放射工作的辐射防护

教学课件

微课：介入放射的辐射防护

学习目标

素质目标

（1）具有爱护设备和防护设施的素养。

（2）具有关爱患者、保护自己的品质。

知识目标

（1）掌握：介入辐射防护的基本原则。

（2）熟悉：介入辐射防护的基本方法。

（3）了解：操作人员在辐射防护方面应做的工作。

能力目标

（1）能选择合适的防护器具。

（2）能为工作人员和患者做好介入放射工作中的辐射防护。

案例导入

【案例】

患者，男，65 岁。临床考虑冠状动脉粥样硬化性心脏病可能，建议在 DSA 下做冠状动脉造影检查确诊。

【问题】

针对上述患者，采取 DSA 检查时如何做好对工作人员和患者的辐射防护？

·核心知识拆解·

介入放射手术需要在影像设备的导引下完成，大多数影像设备属于 X 线设备，具有放射性，会产生辐射危害。所以，在实际临床介入工作中，必须做好辐射防护，以保护介入医师和患者的健康。

辐射防护的目的在于防止确定性有害效应的发生，并限制随机性效应的发生率，使之达到可以接受的水平。为了防止确定性有害效应，就需要制订足够低的当量剂量限值，采取必要的防护措施，减少辐射对患者和医师的伤害。本章主要介绍辐射防护的基本原则、基本方法和在介入诊疗中辐射防护，为正常开展介入放射技术打下良好的基础，养成严谨的工作作风。

第一节 辐射防护的基本原则

我国《电离辐射防护与辐射源安全基本标准》提出，对使用电离辐射源或产生电离辐射的一切实践活动，必须遵守以下防护基本原则。

一、实践的正当性原则

任何改变照射情况的决定都应当是利大于弊。我国《电离辐射防护与辐射源安全基本标准》中对实践的正当性的表述是，对于一项实践，只有在考虑了社会、经济和其他有关因素之后，其对受照个人或社会所带来的利益足以弥补其可能引起的辐射危害时，该实践才是正当的。这说明引入新的辐射源，减少现存照射或降低照射的危险，人们能够得到足够的个人或社会利益来弥补其引起的损害。

医疗照射正当性判断的一般原则是：在考虑了可供采用的不涉及医疗照射的替代方法的利益和危险之后，证明医疗照射给个人或社会所带来的利益大于可能引起的辐射危害时，该医疗照射才是正当的。

对于复杂的诊断与治疗，应注意进行正当性判断。还应注意根据医疗技术与水平的发展，对过去认为是正当的医疗照射重新进行正当性判断。

（一）诊断检查的正当性判断

在判断放射学或核医学检查的正当性时，应掌握好适应证，正确合理地使用医疗照射，并应避免不必要的重复检查；对妇女及儿童实施放射学或核医学检查的正当性，更应慎重进行判断。

（二）群体检查的正当性判断

涉及医疗照射的群体检查的正当性判断，应考虑通过普查可能查出的疾病进行有效治疗的可能性和由于某种疾病得到控制而使公众所获得的利益，只有这些受益足以补偿在经济和社会方面所付出的代价（包括辐射危害）时，这种检查才是正当的。X 线诊断的筛选性普查还应避免使用透视方法。

介入放射学虽然是一门新兴的学科，但其介入放射技术在临床上已经得到了业内人士的普遍推广应用，使若干需要外科手术的急危重患者得到了及时的微创治疗，取得了良好的治疗效果，给个人或社会所带来的利益远远大于可能引起的辐射危害，因此，该技术的实践应用是正当的。

二、剂量限制和潜在照射危险限制

剂量限制和潜在照射危险限制即除了患者的医疗照射之外，任何个人受到来自监管的计划照射的剂量之和都不能超过国家基本标准规定的相应限值。

应对个人所受到的正常照射加以限制，以保证个人总有效剂量不超过相应剂量限值。应对个人所受到的潜在照射危险加以限制，使来自各项获准实践的所有潜在照射所致的个人危险与正常照射剂量限值所对应的健康危险处于同一数量级水平。

三、防护与安全的最优化原则

我国《电离辐射防护与辐射源安全基本标准》中对防护与安全的最优化的表述是，对于来自一项实践中的任一特定源的照射，应使防护与安全最优化，使得在考虑了经济和社会因素之后，个人受照剂量的大小、受照射的人数，以及受照射的可能性均保持在可合理达到的尽量低的水平；这种最优化需以该辐射源所致个人剂量和潜在照射危险分别低于剂量约束和潜在照射危险约束为前提条件（治疗性医疗照射除外）。

所以，在介入放射学实践中，做好辐射防护的意义非常重要，可以尽量减少辐射给医师和患者带来的危害，达到辐射防护与安全的最优化原则。

第二节　辐射防护的基本方法

根据电离辐射的基本特性，我们可以采用四种方法做好外照射的防护工作，即时间防护、距离防护、屏蔽防护和控制职业照射。

受照剂量和受照时间成正比，即受照时间愈长，所累积剂量愈大。因此，时间防护是以缩短照射时间来达到减少受照剂量为目的。距离防护是指增加人体与 X 线管间的距离来减少受照剂量。在不考虑空气对电离辐射的散射和吸收时，人体受到的照射与距离的平方成反比，即距离增加一倍，受照剂量就减少到原来的 1/4。屏蔽防护是在 X 线管与人体之间设置能吸收辐射的屏障物以减少对人体的照射剂量，常使用铅或含铅的物质作为屏障物。

一、时间防护

人体所接受辐射剂量的大小，与跟辐射源接触时间的长短成正比。接触辐射的时间越短，摆脱辐射的速度越快，所受到的照射就越少。介入放射工作人员提高工作的熟练程度，掌握介入技术操作技巧，尽量少曝光、缩短曝光时间，就能减少接触和靠近辐射源的工作时间，这是外照射防护的基本方法之一。

二、距离防护

距离防护依据的基本原理是平方反比定律。对于外照射，多数情况下放射工作人员在辐射场中的位置距离辐射源较远，辐射源基本可被视为点源。如果忽略电离辐射在空气中的吸收和散射，那么辐射强度则随着距辐射源距离平方的反比而减弱。例如，据辐射源 1cm 处的辐射强度为 I_0，则距辐射源 5cm 和 10cm 处的辐射强度为 I_5 和 I_{10}，分别为 $I=I_0/d^2=I_0/25$ 和 $I_{10}=I_0/d^2=I_0/100$。可见对外照射的防护，距离因子 d^2 为一重要因素。工作人员或者无关人员应该尽量远离辐射源，可以减少不必要的辐射危害。

三、屏蔽防护

屏蔽防护是外照射防护的主要方法，如放射诊断设备、机房设计等，均涉及利用屏蔽对辐射的吸收。外照射防护中我们可以采用加厚机房墙壁、加装防护钡板、安装铅防护门、铅玻璃观察窗提高对辐射的吸收；还需要配备铅防护服、移动铅屏风、铅吊屏等，做好床边屏蔽防护（图 10-2-1）。

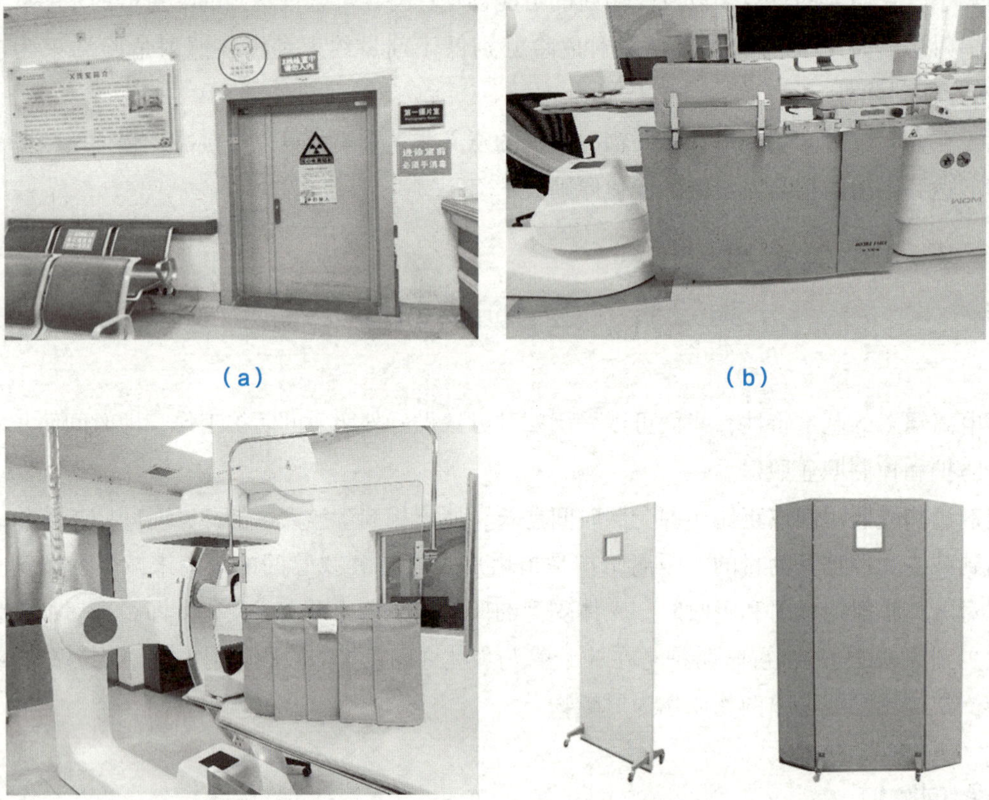

（a）（b）（c）（d）

图 10-2-1　屏蔽防护设施

（a）铅防护门；（b）铅防护床帘；（c）铅防护吊屏；（d）防护铅屏风。

透视过程中，当不需要放射技师即刻出现和辅助时，他们应该远离检查床，还应该最大限度地应用所有的防护屏蔽，包括防护围裙、防护屏、平面狭缝的遮盖。放射医师也应如此。每一台移动 X 线设备都应该有配套的防护围裙。放射技师在所有的检查中都应该穿着防护围裙，并保持与辐射源的最大距离。曝光控制连线至少要有 2m 长。初级射线束不要指向放射技师或其他附近的人员。摄影过程中，放射技师位于控制台后面，有用射线不应该直接指向控制台屏蔽设施。

四、控制职业照射

介入放射医师、技师应该将职业照射降低到最低。大多数曝光控制过程不仅需要精密的设备和特别严格的训练，还要求放射医师、技师尽职尽责地执行分派的任务。为使患者剂量最小化而设计的大多数的设备特性、技术变化和管理手段都会降低职业照射。在介入放射治疗中，放射医师、技师的职业照射至少有95%来自透视曝光。控制职业照射最重要的是理解辐射防护的基本原理（时间、距离和屏蔽防护）。

（一）职业照射监测

放射医师和放射技师都会受到电离辐射的照射。曝光量水平与这些职业照射的类型和频率有关。确定接收的辐射量需要对职业辐射进行监测。职业照射的监测是指估测在辐射环境中工作的个人接收的辐射量的大小。放射科须配备环境辐射监测设备，如放射性活度计、辐射探测仪（图10-2-2）等，以及个人剂量监测仪。当个人接受的剂量有可能高于推荐剂量限值的1/10时，就需要职业照射的监测。其中，必须监测大多数参与完成介入放射手术的有关人员。

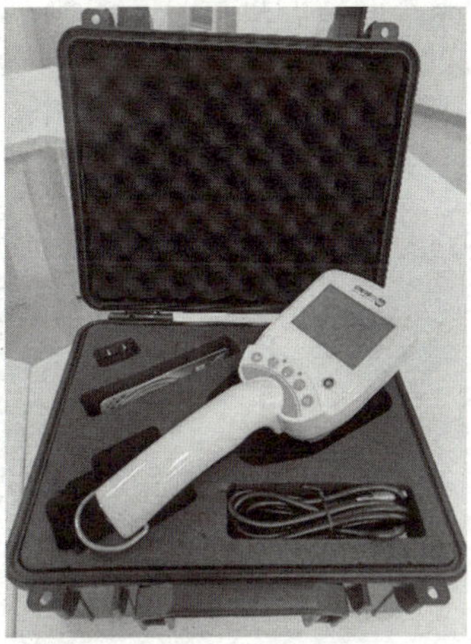

图10-2-2　辐射探测仪

（二）职业照射监测报告

世界卫生组织（World Health Organization，WHO）要求要精确记录职业照射监测的结果，以备检查之用。每年、每季、每月或每周进行职业照射监测都是合理的，一般以季度为一个监测周期，每年需要监测四次，做出职业照射监测报告。

职业照射监测报告必须包含一些专业信息，如放射工作人员和监测器的代码、监测器的类型、社会安全系数、个人资料（包括姓名、出生日期和性别）。监测报告中的照射量数据必须是当前的照射量、累积的年照射量和累积的终身照射量。有时，如果职业照射中包含低能量的辐射，皮肤的剂量也许会比穿透射线的剂量高。在这种情形下，要单独监测皮肤的剂量。

当建立职业照射监测程序时，监测器的供应者要知道照射的辐射类型，这影响着监测器的校准方法和控制监测器。处理之后，须去除个人监测器中控制监测器的影响，使个人监测器只代表职业辐射量。控制监测器用于测量传输过程中的背景辐射，管理和储存所有的胶片式射线剂量仪并作为一个对比剂量仪使用，它绝对不能置于辐射区域内或附近，必须远离辐射区域，或者放在办公室内。所有的监测器要及时地一起送回给监测器供应者，以便一起进行处理。丢失的监测器或不经意受照射的监测器必须进行评定，由放射物理师估测实际照射量。除非有特殊的环境，否则实际照射量应该通过前6个月的平均照射量得出。

（三）防护服屏蔽防护

介入放射手术操作中，工作人员分别在检查室内和床边辐射源附近。因此，介入手术操作过程中必须穿防护服。各种大小和形状的防护手套和防护围裙都应该具备（图 10-2-3）。作为屏蔽材料，铅在放射防护方面较其他的金属更优，所以防护服的防护性能参数是用铅当量表示，防护能力的大小具体以多少毫米厚的铅当量做比较。标准防护服的防护性能参数多为 0. 35mm、0. 5mm 和 1mm 铅当量。防护服是用橡胶掺和铅金属物质制作的，质地比较柔软，适合术者穿着工作，但是这就导致所用的防护服较厚。1mm 铅当量的防护服能够实现照射量的最大衰减，但此种材料的防护围裙的重量高达 10kg，倘若穿上这样的防护围裙进行介入手术，不利于术者操作，会增加术者的体力消耗。0. 35mm 铅当量和 1mm 铅当量对 75kvVp 的 X 线的衰减分别为 66%、99%。大多数辐射检测机构认为，0. 5mm 的铅当量也可使用，这既减少了防护服不必要的重量，又达到了需要的防护性能要求。

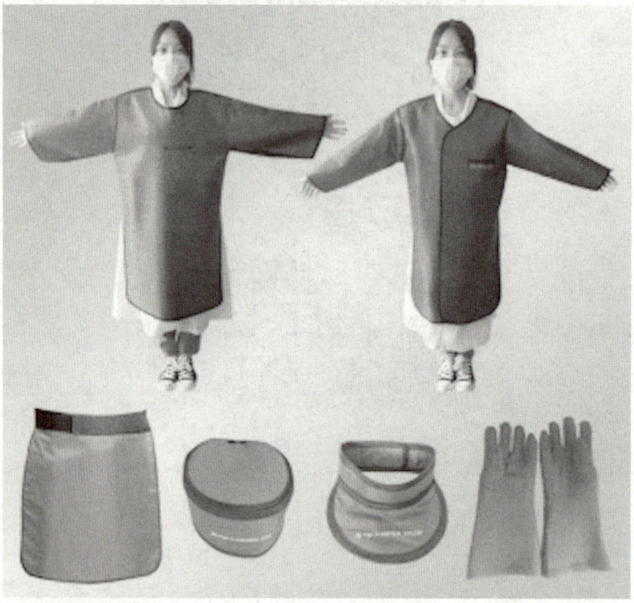

图 10-2-3　防护服

介入放射手术中使用的防护围裙应该是包裹式的。因为在手术中，有许多个人的移动，包括专业人员，如麻醉师可能会背向辐射源，因为后背没有屏蔽防护而受到照射。

当不使用防护服时，必须把它们正确放置在专门的衣架上（图 10-2-4）。若折叠或者堆放于角落内，会导致裂缝产生。应每年对防护围裙和防护手套进行至少一次透视，检查有无裂痕产生。如果透视不方便，也可以采用高千伏摄影（如 120kVp/10mAs）。

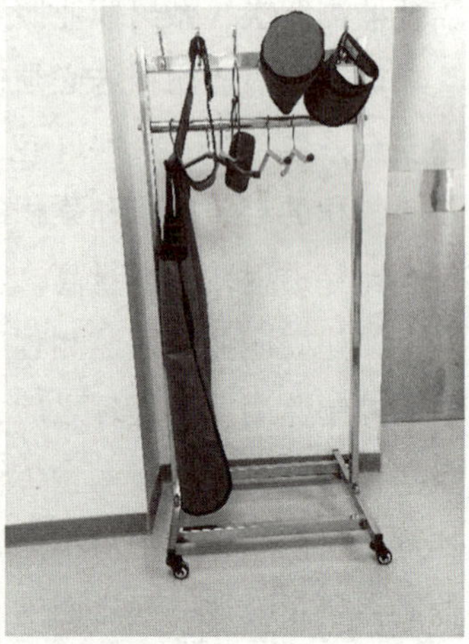

图 10-2-4　专用防护服悬挂架

（四）患者的陪人防护

许多患者自己无法完成 X 线检查，如婴儿、老人和丧失自主活动能力的人，应该为这类患者提供辅助器具，或者让患者家属帮助患者完成检查。某些医院的员工，如护士或工勤人员，有时需要陪伴患者进行检查。当需要其他人来陪伴患者时，医院应给他们提供防护服、防护围裙和防护手套，还要指导他们在适合的空间位置活动，以免受到有用射线束的照射。另外，儿童检查如果由年轻母亲陪伴，放射技师必须询问母亲有否怀孕，如果母亲处于妊娠期，应当告知其远离检查室。放射工作人员绝对不应该陪伴患者进行检查。

第三节　数字减影血管造影介入诊疗中的辐射防护

随着数字减影血管造影（digital subtraction angiography，DSA）大型医疗设备的应用和介入放射技术在临床应用的日益广泛，X 线介入诊疗的安全性和有效性也得到了人们的认可。但是，人类在应用 X 线获得利益的同时，也使我们的机体受到了电离辐射的危害。因此，重视 X 线对医护人员和患者的损害并研究相应对策以达到有效的防护，是介入放射工作者的重要责任。X 线在通过人体后，能产生大量的继发射线，其能量较原发射线小但对人体的影响却较大。为了减少 X 线对人体的损害，我们在介入放射诊疗活动中通常采用时间防护、距离防护和屏蔽防护的方法。在 DSA 介入诊疗工作中，X 线辐射防护工作应从以下几个方面着手。

一、设备方面

通常采用 X 线管壳、遮光器、滤过板、铅屏等进行屏蔽防护。工作人员要定期检测设备性能，使之处于良好状态。有条件的医院尽可能使用较先进的数字减影血管造影 X 线机进行介入放射诊疗工作。在 X 线机房外，张贴电离辐射警示标志（图 10-3-1）。

图 10-3-1　电离辐射警示标志

二、工作人员方面

介入放射工作人员要定期进行 X 线防护知识培训，定期进行健康体检，佩戴个人剂量仪，监测和控制每个人的累积受照剂量，使其在拟定的受照剂量限值以下。在一切接触电离辐射的操作中，应以尽量缩短受照时间为原则，合理地使用放射线，减少电离辐射对人体的潜在危害。进行介入放射诊疗前要做好必要的防护准备，穿戴好防护服，如穿好铅衣，佩戴铅帽、铅围脖、铅眼镜、铅手套等。

另外，尽可能地增加人体与X线管间的距离，以进行距离防护，这是简单而有效的防护措施。

三、患者方面

患者要有X线辐射防护意识，可以拒绝不合理的医疗照射。放射诊疗工作者不能因为患者只是来医院检查一次而忽略对他们的防护，应当认真遵守医疗照射正当化和防护最优化的原则。医护人员对患者不需要检查的部位应采用防护用品遮盖，并事先告知患者辐射对健康的影响和介入放射检查的必要性（图10-3-2）。在放射诊疗操作过程中，使患者身体与X线管保持一定的距离，一般应大于35cm。

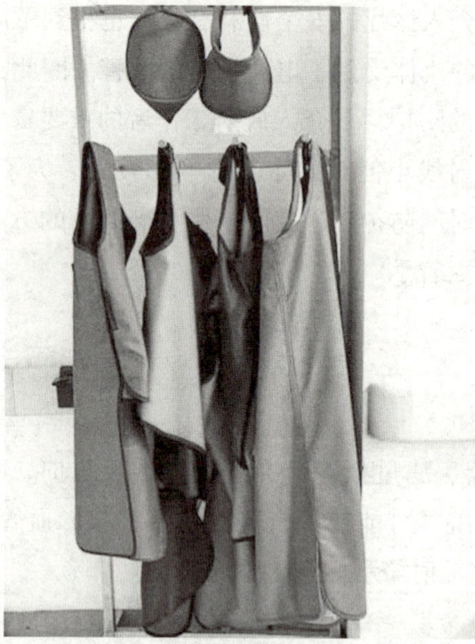

图10-3-2　患者及陪人防护用品防护

四、技术操作方面

应选择恰当的X线检查方法，设计正确的检查程序，在不影响诊疗图像质量的前提下，利用遮线器缩小曝射野，采用适宜的低帧数脉冲透视，尽量减少每次检查的曝光次数和时间。造影采集图像时，要根据检查目的及各部位的生理特点选择适宜的采集帧峰。如冠状动脉造影、心室造影可采用15~30f/s曝光，而外周血管造影一般采用2~6f/s曝光即可。工作中应避免仅仅为了追求理想化的影像效果而随意的增加曝射量，这样的X线辐射是完全没有必要的。另外，介入手术操作者应努力提高技术水平，熟练掌握各种操作技能，力求在较短的时间内迅速地完成介入手术，从而有效地减少辐射量。

综上所述，在介入放射诊疗实践中，增强医护人员及患者的防护意识，贯彻辐射实践正当化、放射防护最优化的原则，根据具体情况综合利用时间、距离和屏蔽防护这三种基本的X线防护方法，对做好介入放射工作者自身和患者的辐射防护是十分有益的。

▶知识拓展

未按照规定组织职业健康检查、个人剂量监测案

【案例简介】

2021 年 1 月 22 日，某地卫生健康委员会（卫健委）执法人员对某口腔诊所开展疫情防控大督查过程中发现该口腔诊所放射科存在如下问题。

1. 口腔 CT 影像存储系统有投照记录（2021 年 1 月 10 日至 2021 年 1 月 19 日），经检查该口腔诊所未能提供“放射诊疗许可证”。

2. 该口腔诊所未能提供新建设项目放射性职业病危害预评价报告。

3. 经现场询问该诊所负责人得知，口腔 CT 操作人员为秦某某，但该口腔诊所未能出示秦某某放射人员资质证书。

4. 未见秦某某岗前职业健康检查报告。

5. 未见秦某某“岗前放射防护知识培训合格证”及“个人剂量计检验报告”。

1 月 27 日，区卫健委执法人员送达了处罚决定，决定给予当事人警告、合并罚款人民币 54 000 元整的行政处罚；未取得“放射诊疗许可证”开展放射诊疗活动的行为给予警告、并处罚款人民币 2000 元整的行政处罚；未按照规定进行职业病危害预评价，给予警告的行政处罚；使用不具备相应资质的人员从事 X 线影像诊断工作的行为，给予罚款人民币 2000 元整的行政处罚；安排未经上岗前职业健康检查的劳动者从事接触职业病危害工作的行为，给予警告的行政处罚；未对劳动者进行上岗前职业卫生培训的行为，给予警告的行政处罚；未保证放射工作场所工作人员佩戴个人剂量计的行为，给予罚款人民币 50 000 元整的行政处罚。

【案例分析】

该诊所工作人员秦某某用口腔 CT 为患者进行口腔拍片，在这个过程中患者和放射工作人员都受到了 X 线照射，照射类型为职业照射。在《放射工作人员职业健康监护技术规范》中明确规定，放射工作人员的定义为“在放射工作单位从事放射职业活动中受到电离辐射照射的人员”，秦某某为放射工作人员。职业照射指除了国家法规、标准所排除的照射，以及按规定予以豁免的实践或源产生的照射以外，工作人员在其工作过程中所受到的所有照射，秦某某受到 X 线照射是因为完成影像医师的本职工作而造成的。

秦某某作为放射工作人员，其在上岗前应进行上岗前的职业健康检查和岗前培训。上岗前的职业健康检查可以评价放射工作人员的健康状况和对预期从事放射诊疗工作的适任性，是排除职业禁忌，避免和减少职业病发生的重要措施。岗前培训有助于培养和提高放射工作人员的放射防护意识和能力，保障放射工作人员的健康和安全。《中华人民共和国职业病防治法》《放射诊疗管理规定》《放射工作人员职业健康管理办法》等法律法规均要求放射工作人员在上岗前进行上岗前的职业健康检查、在岗前要进行培训。

放射工作人员长期与 X 线为“伴”，在职业活动中受到职业照射剂量。个人剂量计是一种用来测量每个受辐射照射的工作人员在工作时所受辐射剂量的仪器，是放射工作人员的“护身符”。《放射诊疗管理规定》第九条规定，医疗机构应当按照下列要求配备并使用安全防护装置、辐射检测仪器和个人防护用品，包括配备放疗剂量仪、剂量扫描装置和个人剂量报警仪。《中华人民共和国职业病防治法》第二十五条还明确规定：对放射工作场所和放射性同位素的运

输、贮存，用人单位必须配置防护设备和报警装置，保证接触放射线的工作人员佩戴个人剂量计。

—• 考试知识点总结 •—

—• 本章小结 •—

—• 协和云课堂…… 拓展练习及参考答案 •—

（李乃选）

参考文献

[1] 郭启勇. 介入放射学［M］. 4 版. 北京：人民卫生出版社，2017.

[2] 滕皋军，王维. 介入放射学基础［M］. 5 版. 北京：人民卫生出版社，2022.

[3] 刘文军等. 临床疾病影像诊断学［M］. 西安：西安交通大学出版社，2024.

[4] 倪才方. 介入放射学［M］. 北京：科学出版社，2018.

[5] 王志中. 新编临床医学影像诊断学［M］. 西安：西安交通大学出版社，2015.

[6] 杨仁杰，李文华，张靖. 临床急症介入治疗学［M］. 北京：人民卫生出版社，2017.

[7] 高波，沈佳权. 急症影像诊断流程［M］. 北京：人民卫生出版社，2017.

[8] 张华. 现代介入诊断与治疗学［M］. 西安：西安交通大学出版社，2018.

[9] 包布仁白乙拉，刘静才，吴永娟，等. 现代介入技术与临床诊疗应用（上）［M］. 长春：吉林科学技术出版社，2017.

[10] 王之民. 实用影像检查技术与诊断学［M］. 西安：西安交通大学出版社，2018.

[11] 王兆华，宋玲琴，付烊，等. 实用影像检查技术与诊断学［M］. 北京：科学技术文献出版社，2014.

[12] 李彦豪，何晓峰，陈勇. 实用临床介入诊疗学图解［M］. 3 版. 北京：科学出版社，2012.